Gregory M. M. Videtic / Neil M. Woody

Handbook of Treatment Planning in Radiation Oncology
(Second Edition)

肿瘤放射治疗计划手册
(第 2 版)

主　编　〔美〕　格里高利·M. M. 韦德蒂克

尼尔·M. 伍迪

主　译　王　骏　陈夏玲　杨一宁　姚志峰

U0339891

天津出版传媒集团

天津科技翻译出版有限公司

著作权合同登记号：图字：02-2015-260

图书在版编目（CIP）数据

肿瘤放射治疗计划手册/（美）格里高利·M. M. 韦德
蒂克,（美）尼尔·M.伍迪主编;王骏等主译. — 天津：
天津科技翻译出版有限公司, 2022.1
书名原文：Handbook of Treatment Planning in
Radiation Oncology(Second Edition)
ISBN 978 – 7 – 5433 – 4139 – 5

Ⅰ. ①肿… Ⅱ. ①格… ②尼… ③王… Ⅲ. ①肿瘤 –
放射治疗学 – 手册 Ⅳ. ①R730.55 – 62

中国版本图书馆 CIP 数据核字（2021）第 157834 号

The original English language work：
Handbook of Treatment Planning in Radiation Oncology, second edition
ISBN：9781620700358
by Gregory M. M. Videtic and Neil M. Woody
has been published by：
Demos Medical Publishing, LLC
New York, NY, USA
Copyright © 2015. All rights reserved.

授权单位：Demos Medical Publishing, LLC.
出　　版：天津科技翻译出版有限公司
出　版　人：刘子媛
地　　址：天津市南开区白堤路 244 号
邮政编码：300192
电　　话：(022)87894896
传　　真：(022)87893237
网　　址：www.tsttpc.com
印　　刷：天津新华印务有限公司
发　　行：全国新华书店
版本记录：890mm×1240mm　32 开本　8.5 印张　160 千字
　　　　　2022 年 1 月第 1 版　2022 年 1 月第 1 次印刷
　　　　　定价：88.00 元

（如发现印装问题，可与出版社调换）

译者名单

主　译　王　骏　陈夏玲　杨一宁　姚志峰

副主译　陆　军　黎　蕾　吴虹桥　陈　凝

译　者　(按姓氏汉语拼音排序)

曹圆圆　南京医科大学

陈　凝　江苏卫生健康职业学院

陈夏玲　河西学院

顾　欣　武警特色医学中心

胡潺潺　承德医学院附属医院

黎　蕾　解放军联勤保障部队 908 医院

刘小艳　南通大学附属医院

陆　军　西安国际医学中心医院

孙　涛　南京医科大学附属第一医院

王　骏　安徽医科大学临床医学院

王　振　浙江大学医学院附属杭州市第一人民医院

吴虹桥　南京医科大学附属常州妇幼保健院

杨一宁　天津市第一中心医院

姚志峰　南京大学医学院附属鼓楼医院

曾　鑫　南京医科大学康达学院

张静雅　杭州市萧山区第一人民医院

编者名单

主　编

Gregory M. M. Videtic, MD, CM, FRCPC

Staff Physician
Department of Radiation Oncology
Taussig Cancer Institute
Cleveland Clinic;
Associate Professor of Medicine
Cleveland Clinic Lerner College of Medicine of Case Western Reserve University
Cleveland, Ohio

Neil M. Woody, MD

Resident Physician
Department of Radiation Oncology
Taussig Cancer Institute
Cleveland Clinic
Cleveland, Ohio

副主编

Andrew D. Vassil, MD

Associate Staff Physician
Department of Radiation Oncology
Taussig Cancer Institute
Cleveland Clinic;
Clinical Assistant Professor of Medicine
Cleveland Clinic Lerner College of Medicine of Case Western Reserve University
Cleveland, Ohio

编　者

May Abdel-Wahab, MD

Samuel T. Chao, MD

Sheen Cherian, MD

John F. Greskovich, Jr, MD

Jason W. D. Hearn, MD

Edward W. Jung, MD

Jeffrey A. Kittel, MD

Rupesh R. Kotecha, MD

Shlomo A. Koyfman, MD

Aryavarta M. S. Kumar, MD, PhD

Roger M. Macklis, MD

Anthony L. Magnelli, MS

Gaurav Marwaha, MD

Erin S. Murphy, MD

Steven C. Oh, MD

Nicole Pavelecky, CMD

Monica E. Shukla, MD

Kevin L. Stephans, MD

Abigail L. Stockham, MD

John H. Suh, MD

Rahul D. Tendulkar, MD

Andrew D. Vassil, MD

Gregory M. M. Videtic, MD, CM, FRCPC

Michael A. Weller, MD

Neil M. Woody, MD

中文版前言

　　放射治疗是肿瘤的三大治疗手段之一，尤其是对于那些手术效果欠佳或无法耐受手术的患者，放射治疗是不可或缺的治疗方法。然而，放射治疗是一把双刃剑。在对病灶进行放射治疗的同时，需要尽量避免对病灶周围正常组织的损伤。这就需要勾画靶区，精准定位，特别是避开关键组织结构。

　　该书汲取了当今放射治疗发展的最新理念与成果，首先简要介绍了放射治疗基本物理原理、模拟和治疗工具，然后按照部位详细论述了各种常见病变的放射治疗要点，图文并茂，通俗易懂。

　　本书可供放射治疗科医师、物理师和技师参考阅读。另外，肿瘤科医师以及从事肿瘤学研究的相关人员也可从中受益。

　　因时间和水平有限，书中难免有不当之处，恳请广大读者批评指正！可以采用微信(1145486363)进行沟通与交流，以利我们做得更好。

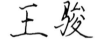

2021.10

第 2 版前言

当我为《肿瘤放射治疗计划手册》(第 2 版)撰写前言时,我仍清晰地记得在编写第 1 版时,我们仅仅期望内容准确并能按时交稿!现在,我们即将对第 1 版进行修订,这确实超出了我们最初的期望。第 1 版受到大家的一致好评,无论是实习人员还是资深放疗专家都认为该书极具参考价值。该书被翻译成多国语言出版,并成为专业会议上的"畅销书"。所有这些都有力地证实了这本书的实用性和高品质。感谢大家的认可,我们将一如既往,继续对第 2 版进行修订。

本手册的第 2 版保持了第 1 版的编写风格。首先,这仍是本口袋参考书,便于放射治疗物理师和技术人员快速查阅。第二,鉴于放射肿瘤实践的持续发展,本手册中的放射治疗计划仅供参考,并非实施标准。最后,对于个体化放射治疗方案,本书内容可作为有益的补充,但不能取代专业医师的治疗意见。我们对所有章节都进行了仔细审核,并对有关内容进行了更正或修订。一些新的放射治疗技术,如临床上已常规应用,则本书中将详细介绍,例如,肝脏恶性肿瘤的立体定向放射治疗。而有的技术仍处于研究阶段或临床很少使用,则仅简要介绍,例如,肺癌的质子治疗。

第 2 版《肿瘤放射治疗计划手册》继续体现了我们科室的优良传统:富有团队精神,对住院医师高度负责。现在,新的住院医师与参编第 1 版和第 2 版的医生一起践行这一职责。Andrew Vassil 博士和我共同主编该书的第 1 版,他作为临床医生同时兼任我们卫星诊所主任之职，仍在百忙之中给予我们鼓励与支持。现在，Neil Woody 博士接手 Andrew Vassil 博士的主编工作。Neil Woody 博士是一位初级住院医师，工作辛勤努力，具有出色的统筹能力，确保了该书第 2 版的顺利完成。

格里高利·M. M. 韦德蒂克

第1版前言

在过去的十年里,放射肿瘤学领域的发展日新月异,以往多倾向"循证"治疗,而随着技术的不断进步,医疗设备的应用逐渐增多。在这种情况下,该学科的参考文献也迅速增多,有大量以临床为导向的教科书和手册可以查阅,可满足忙碌的实习医师和癌症诊疗临床相关人员的需求。尽管如此,放射肿瘤学仍然是一门"技术"学科,其应用依靠经验的积累,通常是在放射治疗医师熟悉的模拟定位室中通过"师傅带徒弟"来传授经验。考虑到这一点,在与克利夫兰诊所住院医师讨论后,大家一致建议需要有一本重点突出的口袋手册,以便在放射治疗计划制订和实施期间供医师快速查阅。

《肿瘤放射治疗计划手册》旨在为放射治疗相关医师提供参考,并非实施标准,也未推荐使用任何放射治疗方案或设备。临床分期采用第6版《AJCC癌症分期手册》中的TNM分期。在制订患者个体化放射治疗计划时,并未为治疗决策的制订提供全面的临床诊疗流程。相反,我们认为某种疗法的适应证是已知的,重点是成功实施有效的放射治疗计划的一系列步骤。各章是按照解剖结构或人体系统划分的,这样能够确保各章放射治疗计划的基本原则最为一致,例如,关于胸部恶性肿瘤的章节包括食管癌。此外,还有专题介绍,如姑息性放射治疗及儿科放射治疗。各章首先论述了放射治疗计划制订的基本要求,然后针对每个病变,详细论述放射治疗方案制订的各个要素。本书所有资料均来自我们诊所积累的丰富的临床经验和住院医师记录的大量笔记。此外，我们还查阅了大量参考资料并反复审查，以期作为该学科最新的参考。放射治疗的每个部分几乎都可单独作为研究热点，因此，本书仅介绍那些目前有益且安全的放射治疗计划实践。肿瘤放射治疗协作组（RTOG）在线指南为本书中精确的放射治疗计划设计策略和实施步骤提供了有益的参考。总之，放射肿瘤学的实践是一门艺术，没有什么能取代经验，有的临床医师也许对书中的细节内容有自己的见解。也就是说，指南提供了框架结构，就像一门外语的词汇手册一样，将生词或不同的词语组合起来，形成易于理解的概念。对于患者的个体化诊疗，有能力的医师应该根据指南灵活处理，而不是局限于指南内容。

《肿瘤放射治疗计划手册》是住院医师和带教老师辛勤努力的结果。他们通力合作、精心编写，几经修改，最终完稿。感谢剂量测定师 Nicole Pavelecky 博士为我们提供了大量珍贵的高清图像。最后，当然也是最重要的，要感谢本书的副主编——资深住院医师 Andrew Vassil 博士，没有他的不懈努力和艰辛付出，本书将无法出版。

格里高利·M. M.韦德蒂克

安德鲁·D.瓦希尔

目 录

第 1 章　基本物理原理 ……………………………………… 1

第 2 章　模拟定位和治疗工具 …………………………… 17

第 3 章　中枢神经系统肿瘤 ……………………………… 27

第 4 章　头颈部肿瘤 ……………………………………… 45

第 5 章　乳腺癌 …………………………………………… 73

第 6 章　胸部肿瘤 ………………………………………… 92

第 7 章　胃肠道(非食管)肿瘤 …………………………… 109

第 8 章　泌尿生殖系统肿瘤 ……………………………… 131

第 9 章　妇科肿瘤 ………………………………………… 162

第 10 章　淋巴瘤和骨髓瘤 ……………………………… 178

第 11 章　软组织肉瘤 …………………………………… 206

第 12 章　儿童肿瘤 ……………………………………… 219

第 13 章　姑息性放射治疗 ……………………………… 240

索引 ………………………………………………………… 259

共同交流探讨
提升专业能力

▪▪■ **智能阅读向导为您严选以下专属服务** ■▪▪

 查看【医学资讯】 分享前沿医疗资讯，帮助了解行业动向。

 加入【读者社群】 与书友分享阅读心得，交流探讨专业知识与诊治经验。

 领取【推荐书单】 推荐肿瘤学好书，助你精进专业知识。

操作步骤指南

微信扫码直接使用资源，无须额外下载任何软件。如需重复使用可再次扫码。或将需要多次使用的资源、工具、服务等添加到微信"收藏"功能。

扫码添加
智能阅读向导

第 1 章

基本物理原理

Andrew D. Vassil, Nicole Pavelecky, Anthony L. Magnelli, Gregory M. M. Videtic

一般原则 ………………………………………………… 1

靶区 ………………………………………………………… 2

治疗计划 …………………………………………………… 3

技术示例 …………………………………………………… 8

近距离放射治疗示例 ……………………………………… 14

参考文献 …………………………………………………… 16

一般原则

- 百分深度剂量(PDD)是中心轴上某一深度处的吸收剂量与参考深度处的吸收剂量 D_{max} 之比。
- 标准化剂量是指设置一个期望的剂量点,所有其他剂量点都与该剂量点进行参照对比。例如,如果选择 D_{max} 为标准化剂量,则患者体内所有其他点接受的剂量都要小于 D_{max}(即 100% 等剂量线设置为 D_{max})。
- 等剂量线是患者计划图像上相同剂量点的连线。等剂量线可以绝对剂量显示,也可以某一点(例如,计算点或等中心)的剂量为标准。
- 深度剂量(DD)是下列参数的函数。
  - 能量:随着能量增加,DD 增加。

1

- 深度:随着深度增加,DD 减小。
- 源皮距(SSD):随着 SSD 增大,DD 减小。
- 照射野:随着照射野增大,DD 增加(由于散射线增加)。

■ 随着照射野减小,D_{max} 增大(在患者体内进入得更深)。这是由于穿过滤过板更厚,有效能量增加,加之准直器具有较少的散射,患者散射更少。

■ "热点"
  - 经典定义为治疗区域内超过处方剂量 10% 的高剂量点。
  - 随着穿透力增大,"热点"大小趋于增大(例如,比较小体质量指数与大体质量指数患者的计划)。

■ 等剂量线随着组织电子密度的变化而变化。这可以由"异质性校正"来解释,例如,当光子束穿过空气时,等剂量线远离表面;当光子束穿过骨骼时,等剂量线移向表面。

■ 源皮距(SSD)表示放射源与皮肤之间的距离。

■ 源轴距(SAD)表示放射源与工作台、机架和准直器旋转中心轴(等中心)之间的距离。

靶区

国际辐射单位与测量委员会(ICRU)50 号报告:"光子束治疗的处方、记录和报告"

■ 大体肿瘤靶区(GTV):临床可见的或可触及的、可以通过诊断检查手段证实的肿瘤部位和肿瘤范围。

■ 临床靶区(CTV):除 GTV 以外,还包括显微镜下可见的亚临床肿瘤病变的体积。

■ 计划靶区(PTV):为几何概念。定义为选择合适的光子束尺寸和光子束排列,考虑到所有可能的几何变化和误差的净效应,以确保处方剂量被 CTV 实际吸收。其大小和形状不仅取决于 CTV,还取决于用于补偿器官和患者移动以及光子束和患者体位设计不精确性的治疗技术。

- 治疗区:由等剂量表面(如 95%等剂量线)包围的体积,选择并指定为适合达到治疗目的的体积。理想情况下,治疗区与 PTV 相同,但也可能比 PTV 大得多。
- 照射区:接受与正常组织耐受性相关的显著剂量的组织体积。剂量应以绝对值或相对于 PTV 的指定剂量来表示。
- 积分剂量:测量治疗区吸收的总能量。
- 危及器官(OAR):具有辐射敏感性的正常组织,可能显著影响治疗计划和(或)处方剂量。

治疗计划

计划评估

- 评估计划时,必须评估所有轴位图像(高和低等剂量线)上的剂量-体积直方图(DVH)、最大剂量、最小剂量、平均剂量和等剂量分布。
  - D 百分比:分析包含兴趣区百分比的剂量(D)(例如,D_{100}、D_{90} 和 D_{80} 分别表示包含兴趣区 100%、90%和 80%的剂量)。
  - V 百分比:分析接受一定剂量的体积百分比(V)(例如,V_{100}、V_{90} 和 V_{80} 分别表示接受 100%、90%和 80%处方剂量的兴趣区百分比)。

ICRU 50:"光子束治疗的处方、记录和报告"推荐的剂量报告

- ICRU 参考点
  - 该点剂量应与临床相关,并代表整个 PTV 的剂量。
  - 该点应易于清晰、明确地界定。
  - 该点剂量可以准确地测量(物理精度)。
  - 该点所在区域不应有陡峭的剂量梯度。
  - 应位于 PTV 的中心,并尽可能位于多野射束轴的交叉点。

　　◦ ICRU 参考点的剂量为 ICRU 参考剂量。
- 应报告 PTV 中心/附近的剂量、PTV 的最大剂量和 PTV 的最小剂量。
- 最大剂量:PTV 中的最高剂量。即一个大器官内最小直径>15mm 的小区域受到的最大剂量;对于较小器官(如眼睛、视神经、喉部),小区域直径可<15mm。
- 最小剂量:PTV 中的最低剂量。与最大剂量相比,没有推荐小区域大小限制。
- "热点":接受剂量大于 100% PTV 规定剂量的正常组织。一般来说,只有当最小直径>15mm 时,"热点"才被认为有意义;但是,对于较小器官(如眼睛、视神经、喉部),则直径<15mm 的小区域也必须考虑。

ICRU 62"光子束治疗的处方、记录和报告(ICRU 50 的补充)"

PTV 的整体概念和定义没有改变,但对其定义进行了补充。
- 内边界(IM):相对于解剖参考点(如膀胱充盈、呼吸运动)的 CTV 大小、形状和位置的变化。CTV 的内部变异是生理变异,导致 CTV 的位置、大小和形状发生变化。
- 内靶区(ITV):包含 CTV 和 IM 的区域。ITV=CTV+IM。
- 摆位误差(SM):在治疗计划期间和整个治疗过程中,患者摆位和治疗光子束的对准存在不确定性。不确定性可能随光子束几何形状的不同而变化,并可能取决于下列因素:患者体位的变化、设备的机械不确定性(例如,机架、准直器或检查床的沉降)、剂量不确定性、从模拟机到治疗单元的传输设置误差以及人为因素。这些可能因治疗中心和机器的不同而不同。
- PTV=CTV+IM+SM。在描绘 PTV 时,不考虑光子束的半影。但是,在选择光子束大小时,必须考虑半影的宽度,并相应地调整光子束大小。
- 治疗区内的剂量变化范围通常为−7%~7%。
- 适形指数:治疗区/PTV。这意味着治疗区应完全包括 PTV。
- OAR 体积

- ○ 计划危及器官体积(PRV)：类似于 OAR 的 PTV。PRV=OAR+IM+SM。
- ▪ 剂量
  - ○ 生物有效剂量(BED)的计算基于辐射效应的线性二次模型。
  - ○ BED 方程用于比较各种分次方案对早期和晚期反应组织的潜在影响。根据临床情况，晚期效应的 BED 推动剂量和分次的选择。
  - ○ α/β 比值表示对分次剂量的固有敏感性。
  - ○ $\alpha/\beta=3$ 通常用于晚期反应组织，$\alpha/\beta=10$ 用于早期反应组织（和大多数上皮性肿瘤）。
  - ○ BED=$(nd)\times\{1+[d/(\alpha/\beta)]\}$，其中，$n$ 为分次数，d 为分次剂量。
    - • 78Gy/2Gy/fx，39fx，5 次/周。
      早期效应：$(39\times2)\times[1+(2/10)]=93.6Gy_{10}$
      晚期效应：$(39\times2)\times[1+(2/3)]=130Gy_3$
    - • 70Gy/2.5Gy/fx，28fx，5 次/周。
      早期效应：$(28\times2.5)\times[1+(2.5/10)]=87.5Gy_{10}$
      晚期效应：$(28\times2.5)\times[1+(2.5/3)]=128Gy_3$
- ▪ 使用标准照射模式照射的正常骨髓百分比(表 1.1)。
- ▪ 挡块边界与剂量学边界
  - ○ 使用"挡块边界"，二级准直器[Cerrobend 挡块或多叶准直器(MLC)]从照射方向看，靶区四周以固定距离(挡块边界)外扩。
  - ○ 使用"剂量学边界"，以规定剂量围绕确定体积四周扩展。
- ▪ 楔形板
  - ○ 楔形板是组织补偿器。
  - ○ 改变等剂量分布到规定的角度(图 1.1)。
  - ○ 在射束路径中放置物理楔形板以衰减射束。
  - ○ 动态楔形板是初级准直器在射束穿过整个照射野中强度改变时的运动。
- ▪ 楔形板适用于浅表病变(图 1.2)
  - ○ 一对共面射束设计成楔形，以产生更均匀的等剂量分布。
  - ○ 楔形板的"后跟"向内放置。楔形角=90°−(铰链角/2)；然而，确定最

表 1.1 使用标准照射模式照射的正常骨髓百分比

位置	具有风险的骨髓体积
头骨(不包括下颌骨)	12%
上肢带骨(单侧,包括肱骨头、肩胛骨、锁骨)	4%
胸骨	2%
肋骨(全部)	8%
肋骨(半胸)	4%
颈椎(全部)	3%
胸椎(全部)	14%
腰椎(全部)	11%
骶骨	14%
骨盆	26%
斗篷野	25%
上主动脉旁淋巴结	45%

Data were derived from Ellis RE, *Physics in Medicine and Biology*, Vol. 5, 1961.

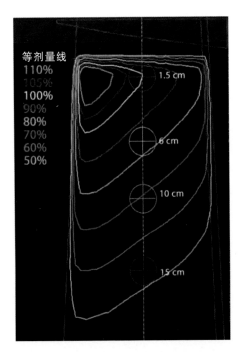

图 1.1 用 6MV 光子野照射组织等效体模,使用 45°物理楔形板时的等剂量分布(照射野 10cm×10cm,SAD 100,等中心位于 D_{max} 处)。

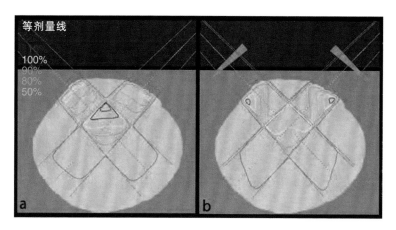

图 1.2　用一对 6MV 光子野(照射野 10cm×10cm,SAD 100)照射模拟曲面组织等效体模时的等剂量分布。(a)使用 45°物理楔形板对等剂量分布的影响。(b)未使用楔形板。两幅图之间的唯一区别是一个使用楔形板而另一个未使用。

佳楔形角可能需要多次计划试验。

- 射野衔接
  - 在电子束/光子束界面,热点就在光子束内部(由于电子野等剂量分布的膨胀,图 1.3)。
  - 射野交接处可以每照射 8~10Gy 移动 0.5~1cm,直至最小化累积重叠,也被称为"顺连接"。
  - 光子野代表光子 50%等剂量线。
- 挡块
  - 通过 Cerrobend 挡块和(或)多叶准直器实现照射野遮挡。
  - 通过半束切割挡块的传输为 7%~10%，通过角块的传输为 4%~7%,通过初级准直器的传输为 1%~2%(因散射差异而变化)。
  - Cerrobend 挡块由铋、锡、铅和镉制成。
  - 半价层(HVL)是透射 50%射线所需的衰减材料的厚度。
  - 由于"射线硬化"(即低能光子的衰减),HVL 随深度增加而增大。
  - 剩余强度 (穿透)：通过 3.3 HVL 透射 10%，通过 6.6 HVL 透射

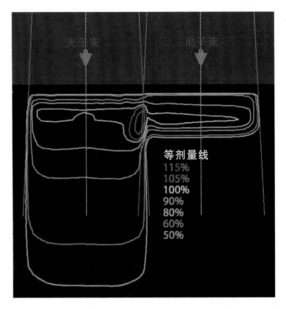

图 1.3　组织等效体模中的光子野-电子野衔接示例。将 6MV 光子野(照射野 10cm×10cm,SAD 100,等中心位于 D_{max})和 9MV 光子野(10cm×10cm 限光筒,SAD 100,等中心位于体表)剂量归一为 D_{max}。

1%,通过 10 HVL 透射 0.1%。
■ 组织等效填充物
  ○ 在射线进入人体之前,组织等效填充物与射线相互作用以增加表面剂量。
  ○ 其电子密度应与组织密度类似。
  ○ 有合成材料的替代品,包括石蜡、浸湿的毛巾和装在袋子里的超声波凝胶。

技术示例

■ 射线特性(表 1.2)
■ 选定能量的光子束和电子束中心轴 PDD 曲线(图 1.4)

表 1.2　所选射线特性

光子	电子
^{60}Co : D_{max}=0.5cm, 衰减约 5%/cm	MeV/5=D_{max}(cm)
4MV : D_{max}=1.0cm	MeV/4=90% IDL
6MV : D_{max}=1.5cm, 衰减约 4%/cm	MeV/3=80% IDL
10MV : D_{max}=2.5cm	MeV/2.33=50% IDL
18MV : D_{max}=3.5cm, 衰减约 3%/cm	MeV/2=R_p

缩写 : ^{60}Co, 钴 60 ; IDL, 等剂量线 ; R_p, 实际范围。

- 选择后前位(PA)和前后位/后前位(AP/PA)光子野代表等剂量分布(图 1.5 和图 1.6)。
- 表面电子野的等剂量分布(图 1.7)
- 光子与物质的相互作用
  - 相干散射 : 仅在诊断性 X 线中重要(能量不变,只有方向改变)。
  - 光电效应 : 在诊断能量方面重要,由于对比度增加,有助于提高成像质量。光子输入、电子和特征 X 线输出(概率与 Z^3/E^3 成正比)。
  - 康普顿散射/非相干散射 : 光子输入、电子和光子输出(概率与 $1/E$ 成正比,与 Z 无关,康普顿散射成分约在 200keV 的能量下开始占主导地位)。
  - 电子对产生 : 光子输入、电子和正电子输出(需要 1.02MeV 阈值)。
  - 光致蜕变 : 光子输入、中子或质子输出(也被称为 γ、n 或 γ、p 反应,要求阈值约为 7MeV)。
- 电子与物质的相互作用
  - 与原子核的非弹性碰撞 : 韧致辐射。
  - 与原子电子的非弹性碰撞 : 电离或激发。
  - 与原子核的弹性碰撞。
  - 与原子电子的弹性碰撞。
- 电子束的重要特性
  - 随着表面剂量增大,穿透力降低,D_{max} 移向体表,故电子野应避免

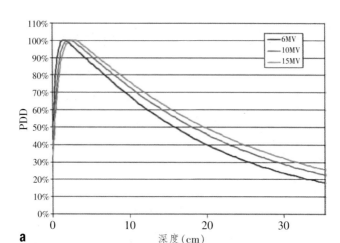

a

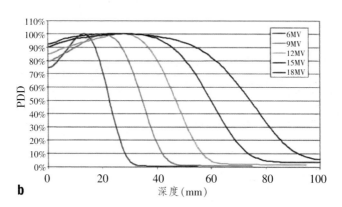

b

图 1.4 (a)光子深度-剂量曲线,照射野 10cm×10cm,SSD 100。(b)电子深度-剂量曲线,10cm×10cm 电子线限光筒,SSD 100。注意:表面剂量随光子能量的增加而减小,随电子能量的增加而增大。

倾斜。

○ 等剂量线"膨胀"(图 1.7)

● 高能电子和低能电子的低等剂量线都会膨胀。

● 高等剂量线向高能电子(低能电子除外)收缩。

○ 由于侧面散射增加,表面剂量随着电子能量的增加而增大。

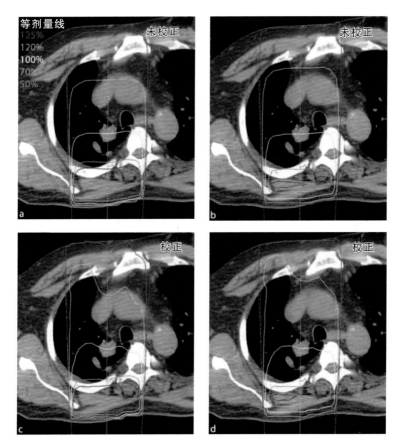

图 1.5 后前位照射,照射野 10cm×10cm,SAD 100,剂量与 9cm 深度处的等中心点归一化:(a)6MV 和 (b)15MV 光子束,无异质性校正;(c)6MV 和 (d)15MV 光子束,采用异质性校正。

- 高能电子束能量越高,X 线污染越大,最高处位于射线中心轴线(主要是由于其与散射箔片的韧致辐射相互作用)。
- 电子束的最小野直径应为能量/2（以便为剂量重建提供足够的散射）。
- DD 随照射野大小的减小而减小。
- 质子放射治疗

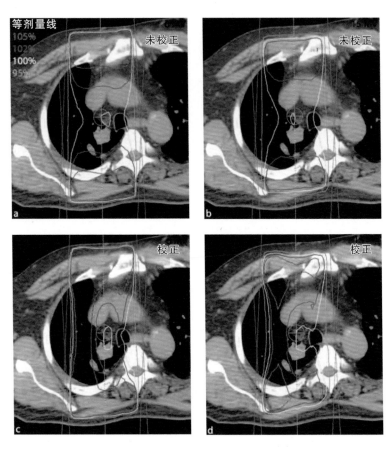

图 1.6　前后位/后前位照射,照射野 10cm×10cm,SAD 100,剂量归一到中心平面:(a)6MV 和(b)15MV 光子束,无异质性校正;(c)6MV 和 15MV(d)光子束,采用异质性校正。

- 质子的剂量学性质不同于光子和电子。
- 质子 DD 缓慢增加,直到在最大值(Bragg 峰)处急剧达到峰值,然后迅速下降到零,而不是在短的建成区后缓慢下降(图 1.8)。
- Bragg 峰的深度与能量有关。
- 临床应用中,单能质子束被调制以引入几种不同能量的质子。因此,尖锐的 Bragg 峰展宽为扩展 Bragg 峰(SOBP)。通过选择与肿瘤

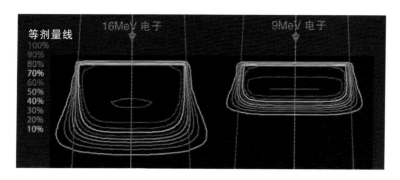

图 1.7 比较了 16MeV 和 9MeV 电子的等剂量分布，以强调在使用高能电子束时更多地考虑高等剂量线的限制。

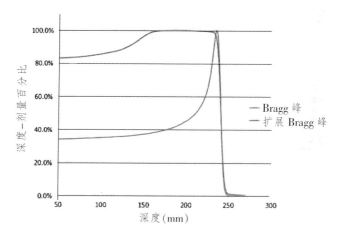

图 1.8 单能质子束和同一束经调制后的深度−剂量百分比曲线，显示了扩展 Bragg 峰(SOBP)。SOBP 的宽度定义为远端和近端 90% 剂量位置之间的距离。

深度相关的质子能量, SOBP 可以非常均匀地覆盖 PTV。

- ◦ Bragg 峰后剂量急剧下降到零意味着质子束的射出量明显小于 X 线束的射出量。

- ◦ 质子束的形状不像光子束中的 MLC, 而是通过采用特殊碾磨的补偿器。

○ 质子治疗计划的基本原理与光子和电子治疗计划的基本原理相同。

近距离放射治疗示例

■ 同位素特性(表 1.3)
■ 衰变原理
　○ 衰变常数(λ):衰变次数/单位时间=0.693/半衰期
　○ 半衰期=0.693/衰变次数
　○ 当前活性=初始活性x$e^{(-\lambda \times 时间)}$
■ 关于衰变的经验法则
　○ 剩余量:3.3 个半衰期后剩余 10%,6.6 个半衰期后剩余 1%,10 个半衰期后剩余 0.1%。
　○ ^{137}Cs:每年约 2.3% 衰变。
　○ ^{60}Co:每个月约 1% 衰变。
　○ ^{125}I 和 ^{192}Ir:每天约 1% 衰变。
　○ ^{103}Pd:每天约 4% 衰变。

ICRU 38 号《妇科腔内放疗的剂量和体积报告规范》

■ 低剂量率(LDR):0.4~2Gy/h;高剂量率(HDR):>12Gy/h。
■ 膀胱参考点
　○ 置入 Foley 导管,球囊内注入 7cm^3 不透放射线的对比剂。施加张力使导管紧贴尿道。
　○ 侧位 X 线图像:球囊后表面在穿过球囊中心的 AP 线上。
　○ 前后位 X 线图像:球囊中心。
■ 直肠参考点
　○ 用不透放射线的纱布填塞阴道腔以显示阴道后壁。
　○ 侧位 X 线图像:从宫腔内源的下端(或阴道内源的中间)画出前后线。参考点位于这条线上,位于阴道后壁之后 5mm 处。

表 1.3　同位素

放射性核素	衰变	β 能 量	γ 能 量	半衰期	照射率常数	铅半价层(mm)
Pd-103	电子俘获	0	21keV（平均）	17 天	1.48	0.008
I-125	电子俘获	0	28keV（平均）	60.2 天	1.46	0.025
Ir-192	γ	240~670keV	380keV（平均）	74.2 天	4.69	2.5
Au-198	γ	0.96MeV（最大）	412keV	2.7 天	2.38	2.5
Cs-137	γ	0.514-1.17MeV	662keV（最大）	30 年	3.26	5.5
Ra-226	γ	0.017~3.26MeV	830keV（平均）	1622 年	8.25	12
Co-60	γ	313keV（最大）	1.25MeV（平均）	5.26 年	13.07	11
I-131	β	791keV（最大）;180keV（平均）	80~637keV	8 天	2.2	3
Sr-89	β	1.46MeV（最大）;583keV（平均）	-	50.5 天	-	-
P-32	β	1.7MeV（最大）;695keV（平均）	-	14.3 天	-	0.1
Y-90	β	2.282MeV（最大）;937keV（平均）	-	64h	-	-
Ru-106	β	3.54MeV（最大）	-	366 天	-	-
Sm-153	混合	233keV（平均）	103keV（平均）	1.93 天	-	-

缩写：Au，金；Co，钴；Cs，铯；I，碘；Ir，铱；P，磷；Pd，钯；Ra，镭；Ru，钌；Sm，钐；Sr，锶；Y，钇。

* 除镭和氢（R·cm²/h·mg）外，用 R·cm²/h·mCi 表示照射率常数。

○ 前后位 X 线图像：参考点位于宫腔内源的下端（或阴道内源的中间）。

（孙涛　王骏　姚志峰　陈夏玲　陆军　杨一宁　译）

参考文献

1. Ellis RE. The distribution of active bone marrow in the adult. *Phys Med Biol* 1961;5:255–258.

第 **2** 章

模拟定位和治疗工具

Neil M. Woody，Gregory M. M. Videtic

定位和固定技术 ………………………………………… 17

模拟技术 ………………………………………………… 22

放射治疗施照时的定位技术 …………………………… 23

定位和固定技术

热塑网

- 热塑网是一种聚合物,在水槽中加热时变得柔软和灵活,为可重复固定提供可定制的材料。

- 热塑网通常用于固定头部,但也可用于固定其他部位,如腹部或四肢。

- 三点式面罩(图 2.1a)通常用于颅脑和头颈部治疗。

- 热塑面罩下加戴游泳帽,可以将组织等效填充物固定在感兴趣区(图 2.1b)。

- 五点式面罩(图 2.2)可额外固定肩部,尤其适用于下颈部和立体定向治疗。

- 可以制作体模(图 2.3),用于腹部和骨盆治疗中的固定。

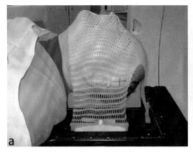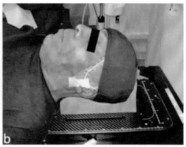

图 2.1   (a)戴三点式热塑面罩的患者(头部上方和两侧固定在治疗台上)。(b)游泳帽将组织等效填充物固定在适当的位置。

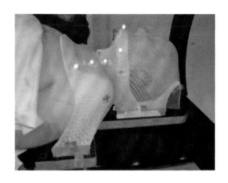

图 2.2   戴五点式热塑面罩的患者(头部上方、两侧和肩部固定在治疗台上)。

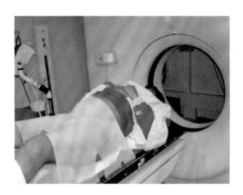

图 2.3   热塑体模。

固定装置

- 用于填充治疗台与患者之间空隙的模具可以定制，以提供可重复的定位系统。
- 常用材料包括泡沫(Alpha 型支架)和真空垫中的塑料微粒球(例如，Elekta BodyFIX，瑞典，斯德哥尔摩)。患者躺于真空垫上，用真空泵抽真空，使塑料微粒球按患者体型成形。
- 部分真空垫用于固定身体的一部分，例如四肢(图 2.4a)。
- 全身真空垫用于立体定向治疗需要多点固定时(图 2.4b)。

模块化系统

- 模块化系统可用于几乎每个人体部位的定制固定(图 2.5a, b)。
- 可通过模块进行定制调整，以定位头部、手臂、胸部、腹部、骨盆和下肢。
- 仰卧于"腹板"上使腹腔内容物前移(图 2.5c)。

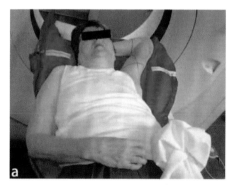

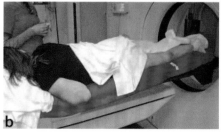

图 2.4　(a)女性左上肢肉瘤患者，部分身体真空垫固定。(b)女性左下肢肉瘤患者，全身真空垫固定。

图 2.5　用于(a)上半身和(b)下半身
固定的模块化定位系统,以及使肠前
移(c)的腹板。

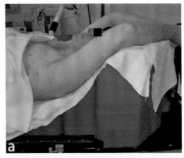

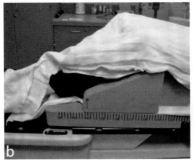

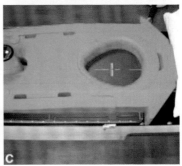

立体定位系统

- 全身真空盖膜的 BodyFIX 装置
  - 患者仰卧于全身真空垫上(BodyFIX),身上覆盖真空盖膜。薄薄
    的真空盖膜通过边缘的一层胶膜附着在真空垫上。真空抽吸用
    于去除薄真空盖膜和真空垫之间的空气,以进一步限制患者移
    动(图 2.6)。

呼吸控制系统

- 腹部压迫
  - 调整置于上腹部的可调节压迫板或调整置于脐水平的腹带,以将
    呼吸限制在可接受的水平,使靶区运动最小化(图 2.7)。
  - 压迫板或腹带的选择取决于靶区位置;对于位置较低的胸部病变,

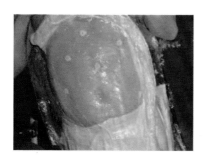

图 2.6 患者仰卧于全身真空垫上。身上覆盖真空盖膜,以加强固定。真空盖膜上有红外标记的黏合附件。

患者采用腹带时干扰较少。

- 呼吸控制
  - 屏气技术,如主动呼吸控制,通常采用阀门控制通过口腔的气流。屏气是在模拟过程中进行训练的,在治疗时重复进行。
- 治疗椅
  - 在紧急情况下,不能平躺或斜倚的重症患者可应用适当设计的具有稳定性和参考系统的治疗椅,采用坐姿进行治疗。

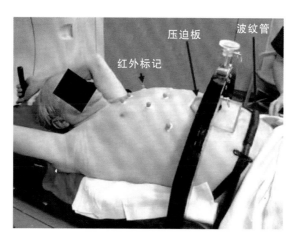

图 2.7 患者仰卧,手臂高于头部,采用组合模块化手臂固定系统和全身真空垫。腹部压迫采用一个可调节的压迫板,以限制肿瘤的运动。放置波纹管系统以追踪4D-CT的呼吸相位。红外标记是图像引导放射治疗验证系统的一部分,在治疗时使用。

模拟技术

- 二维(透视)
  - 透视下根据疾病、骨性标记和医生放置的不透射线金属丝来定位患者。
  - X线图像包括整个治疗体积,从中可以设计定制挡块,以避免正常组织受照。
- 三维CT(3D-CT)
  - 采集常规CT图像。
  - 等中心位于肿瘤体积内(至少距离表面 D_{max})。
  - 在患者体表放置标记,与等中心呈三角形。
  - 在制订治疗计划时可以从该等中心处进行移位。
  - 允许基于三维体积制订计划,创建射野视窗以及高度适形计划,包括正向和反向计划。
- 四维(4D-CT)
  - 允许靶区和器官运动的可视化。
  - 采集连续呼吸周期CT图像。它们按基准系统和(或)记录呼吸周期的器件 [例如,Varian (加利福尼亚州,帕洛阿尔托)、RPM 和 Philips(马萨诸塞州,安德沃)腹部波纹管器件(图 2.7)]检测到的呼吸相位进行分类。
- 勾画靶区
  - 采用 3D 和 4D 成像的计算机治疗计划系统的出现,使医生能够创建代表目标和正常结构的"靶区"。
  - 肿瘤放射治疗协作组(RTOG)提供了许多图谱,以帮助勾画靶区(www.rtog.org/CoreLab/ContouringAtlases.aspx)。
  - 次级图像集可以与模拟 CT 图像一起配准,以帮助进行靶区定位 [例如,MRI、PET、磁共振波谱(MRS)和血管造影]。
  - 4D-CT 可以重建为呼吸周期的各个时相或最大密度投影(MIP)图像,以显示结构在呼吸周期中的最大运动范围。

放射治疗施照时的定位技术

门控

■ 门控技术可使射线对参考基准系统确定的目标位置"准时"施照。
　　○ 例如,在呼吸周期的某一特定时相(如呼气静息期)内打开光子束。
　　○ 主动呼吸控制是门控技术的一种,利用口含器使患者在呼吸的特定时相屏气一定时间(图 2.8)。

照射野成像

■ 在治疗前可拍摄兆伏(MV)X 线图像,以确认患者的病变位置。

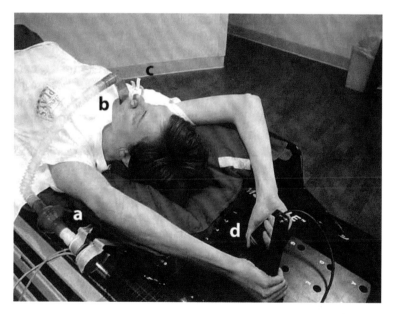

图 2.8 带有阀门(a)、口含器(b)、鼻夹(c)和患者控制阀门(d)释放的主动呼吸控制系统。

○ 建议至少每周进行 1 次。

○ 可以用正交图像(如前后位片和侧位片)校正患者的病变位置。

○ 电子(数字)照射野成像使用非晶硅产生数字图像。

图像引导放射治疗(IGRT)

▪ IGRT 是通过在治疗前设置成像验证靶点或参考结构进行高精度放射治疗(RT)的方法。

方法

▪ 超声
○ 可用模拟 CT 或模拟超声图像(图 2.9)做参考。
○ 非电离方法定位目标。
○ 不同用户差异的限制(例如,施加的压力大小和探头放置的位置)。
○ 最常用于定位前列腺和前列腺血管床,虽然也用于定位乳腺肿瘤血管床。

▪ 室内正交 X 线图像
○ 安装在机架上(或天花板)和地板上。
○ X 线图像中心轴在等心点相交。

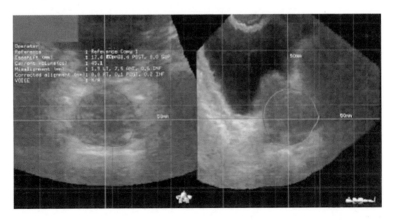

图 2.9　冠状位和矢状位经腹超声用于接受 IMRT 患者的前列腺定位。

○ 采用骨性标志或植入的基准标记作为参考点。

○ 允许治疗分次内监测(即治疗射线打开时成像)。

■ Calypso®电磁传感器

○ 射频传感器

● 需要植入。

● 目前仅常规用于前列腺放射治疗(图 2.10)。

○ 允许三角定位和治疗分次内追踪。

■ 锥形束和螺旋成像

○ kV 级或 MV 级成像可用于在治疗当天定位结构(图 2.11)。骨或软组织可以配准。

○ 安装千伏 X 线摄影球管时,与机架呈 90°或与机架在一条直线上。

○ 采用直线加速器射线的 MV 级成像(可降为 kV 级能量以提高分辨率)。在图像采集期间平移治疗床可进行螺旋成像。

○ 给出了用于理解 x、y、z 轴上定位误差以及滚动、螺距和偏移误差

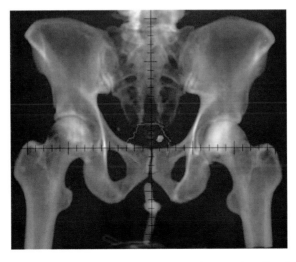

图 2.10　植入 Calypso 电磁传感器(绿色、黄色和蓝色)的患者的前后位数字重建 X 线图像;前列腺轮廓为红色。患者还进行了尿路造影检查。

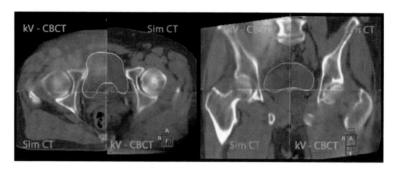

图 2.11　kV 级锥形束 CT 用于前列腺癌患者的图像引导放射治疗。用模拟 CT 轴位和冠状位图像显示共同的定位。

的体积信息。

- 移动式 CT
  - 治疗室内移动式诊断型 kV 级 CT 扫描仪。
  - CT 在滑轨上平移对患者成像。
  - 可进行高分辨率、诊断级别成像。
- 采用电离辐射技术的剂量范围为 0~0.1cGy/fx（对于正交的 kV 系统）和 1~10cGy/fx（对于 kV 和 MV 级锥形束扫描），这取决于磁场大小和旋转量。
- 将治疗床自由移动 6°（x、y、z、转动、螺距及偏移），以补偿 IGRT 所发现的偏差。
- 监测外部基准标记或光表面投影
  - 采用室内红外摄影机监测置于患者体表的红外标记（图 2.7）。
  - 作为非电离替代品的 3D 表面图显示有助于患者配准。

（孙涛　王骏　姚志峰　陈夏玲　陆军　杨一宁　译）

第 3 章

中枢神经系统肿瘤

Abigail L. Stockham, John H. Suh, Samuel T. Chao

一般原则 …………………………………… 27

神经胶质瘤——高级别 …………………… 30

神经胶质瘤——低级别 …………………… 33

脑干神经胶质瘤 …………………………… 34

脑膜瘤 ……………………………………… 35

垂体腺瘤 …………………………………… 38

前庭神经鞘瘤 ……………………………… 39

动静脉畸形 ………………………………… 41

脊髓肿瘤 …………………………………… 42

参考文献 …………………………………… 44

一般原则

- 模拟技术、剂量限定和计划的一般原则适用于颅内多种肿瘤。

- 剂量处方受患者、肿瘤和治疗因素影响。

- 恶性肿瘤切除术后,放射治疗常于术后 2~4 周开始;良性肿瘤可在术后更长时间开始治疗。

定位、固定和模拟扫描

- CT 模拟勾画 GTV、CTV 和 PTV。患者仰卧,双臂置于身体两侧。
- 使用热塑面罩进行固定。头架通常用于单次立体定向放射外科 (SRS)治疗。
- 使用螺旋 CT 从颅顶扫描至中部颈椎,层厚 2~3mm。静脉注射(IV)对比剂增强扫描更便于勾画肿瘤靶区/术后残腔。
- 可使用 MRI 模拟扫描,以避免图像配准问题。

靶区和兴趣器官确定

- GTV:放射成像,特别是 MRI 可评估肿瘤靶区或术后残腔。
- CTV:包含显微镜下肿瘤浸润区域边缘。
- PTV:应考虑到摆位的日间变化和不同单位之间治疗体位重复性差别。当应用 IGRT 时可考虑缩小边缘。
- 兴趣区的识别和轮廓勾画(表 3.1)。

表 3.1　颅内兴趣结构在分次放射治疗和 SRS 治疗的最大点剂量

兴趣结构	最大点剂量(Gy)	
	分次放射治疗	SRS
晶状体	7	尽可能低
视网膜	45~50	尽可能低
视神经	55	8
视交叉	56	8
耳蜗	55	8~9
垂体	45	尽可能低
脑干	60	12
脊髓	50	10

缩写:SRS,立体定向放射外科治疗。

治疗计划

计划

- 治疗计划通过 MRI 配准进行优化，以协助在 T2 和液体衰减反转恢复(FLAIR)序列图像上勾画水肿,并在 T1 增强图像上识别病变的存在及范围。
- 在治疗计划中使用的 MRI 应在术后 48 小时内采集图像，以避免残余肿瘤与术后变化/血液之间难以区别。MRI 用于良性病变的治疗计划的时机不那么关键。

选择

- 点计算:主要用于姑息性治疗,如全脑外放射治疗(EBRT)(见第 13 章)。
- 三维适形放射治疗:构建标准共面或非共面三维适形野的结构是为了优化靶区的剂量,同时使关键结构的剂量最小化。
- IMRT:可用于保留脑部/脊柱的关键结构,使其能够在兼顾关键结构剂量限制的同时,向靶区提供高度适形的剂量。
- 容积弧形放射调强治疗(VMAT):用于有效地增大射线角度,并潜在地减少邻近关键结构的复杂颅脑肿瘤治疗的监测单元总数和治疗时间[1]。
- IGRT:用于特别邻近关键结构的病变,以确保精准的日常摆位;常用于高度适形放射治疗(IMRT,分割立体定向放射治疗,VAMT)。

关键结构

　　脑部包含几个被认为是"系列结构"的结构,强调除了靶区剂量外,评估点剂量的重要性(见表 3.1)。

单次 SRS

适应证

- 良恶性脑部肿瘤、血管畸形和功能紊乱。
- 单次 SRS 最适合于边界清晰的靶区(直径≤4cm,光学设备下安全边界≥0.3cm)。
- 对 SRS 过大或毗邻关键结构的肿瘤,特别是视神经和视交叉,考虑进行分次放射治疗。

SRS 技术

- 静脉注射咪达唑仑镇静。
- 在头皮上的 4 个位置注射利多卡因,用于放置头架。
- 先行 MRI 扫描(1mm 层厚),再行 CT 扫描然后配准。
- 计划:靶区是 T1 增强肿瘤或其他功能性疾病的解剖结构。
- 治疗前 30 分钟给予 6~10mg 地塞米松静脉注射(治疗后如考虑有水肿,可继续给予地塞米松 1~2 周。)

SRS 计划目标

- 适形指数,即肿瘤靶区与处方等剂量靶区的比值,应≤2。均匀指数,即周边剂量与最大剂量的比值,应≤2。
- PTV 是在 MRI T1 钆增强图像上增强的病灶。对于非常浅表的病变可采用组织等效填充物,可用游泳帽定位。

神经胶质瘤——高级别

治疗适应证

- 术后辅助治疗。
- 不可手术时根治性放疗。

分次放射治疗/分次立体定向放射治疗(FSRT)定位、固定和模拟扫描

- 见"一般原则"。

靶区、剂量和分次数

- 间变性星形细胞瘤
  - 靶区
    - GTV:术后 MRI T1 加权图像上对比增强区或 T2 信号变化区。
    - CTV:GTV+1.5~2cm。
    - PTV:CTV+0.3~0.5cm。
  - 剂量和分次数
    - 50.4Gy/1.8Gy/fx(给予上述初次治疗射野)。
    - 术后 MRI T1 加权图像上肿瘤对比增强区 GTV 外扩 1.0cm 形成新的 CTV,加量 9Gy/1.8Gy/fx。
- 少突胶质细胞瘤
  - 靶区
    - GTV:术后 MRI T2 改变。
    - CTV:GTV+1.5~2cm。
    - PTV:CTV+0.3~0.5cm。
  - 剂量和分次数
    - 50.4Gy/1.8Gy/fx(给予上述初次治疗射野)。
    - 术后 MRI T1 加权图像上肿瘤对比增强区 GTV 外扩 1.0cm 形成新的 CTV,加量 9Gy/1.8Gy/fx。
- 胶质母细胞瘤(图 3.1)
  - 靶区
    - GTV:T2 或 FLAIR 序列图像上术后残腔、对比增强区或水肿。
    - CTV:GTV+2cm(如 T2/FLAIR 序列图像上有水肿)或 2.5cm(如为自然边界则无水肿)。

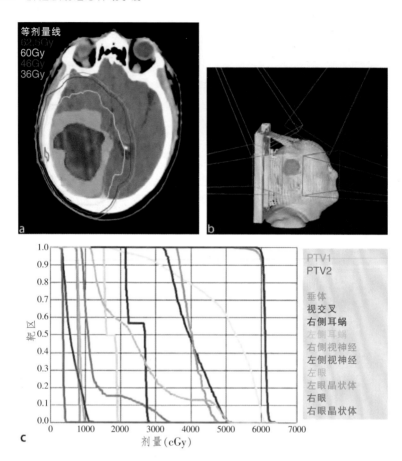

图 3.1 (a)患者男,55 岁,右侧顶叶胶质母细胞瘤(GSM)经胼胝体扩散,行 s/p 立体定向活检。GTV 基于对比增强用红色勾画,T2/FLAIR 序列改变用绿色勾画。EBRT:60Gy/2Gy/fx,5 野 IMRT;6MV 光子覆盖 98%的等剂量曲线(IDL);黄色线勾画的是 60Gy 等剂量线。(b)此患者的射线范围。非共面,5 野计划。T1 对比增强为红色,T2/FLAIR 序列为绿色。(c)此患者的 DVH。注意:剂量限制用于避免治疗区剂量达不到标准。(待续)

- PTV:CTV+0.3~0.5cm。
○ 剂量和分次数
- 46Gy/2Gy/fx(T2 或 FLAIR 序列图像改变同上)。

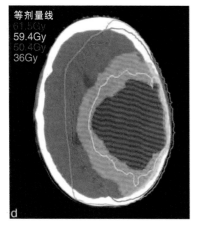

图 3.1（续）　(d)患者女，31 岁，立体定向活检示左额顶低级别神经胶质瘤。影像强化高度提示高级别星形细胞瘤。T2 信号改变外扩 2cm 形成 CTV，外扩 5mm 形成绿色的 PTV。T1 对比增强区外扩 1cm 形成 CTV，外扩 5mm 形成红色的 PTV。T2 信号改变的 PTV 治疗剂量为 50.4Gy，对比增强区域外扩 1cm 形成 CTV，外扩 5mm 形成 PTV，局部加量 9Gy。

- 残腔或术后 T1 对比增强区（GTV）外扩 2.0cm 形成 CTV，外扩 0.3~0.5cm 形成 PTV，加量 14Gy/2Gy/fx。

特殊情况

- 老年患者或一般状况较差者可考虑改变次数，包括：
  - 40Gy/2.67Gy/fx。
  - 37.5Gy/2.5Gy/fx。
  - 30Gy/3Gy/fx（同全脑放射治疗）。

神经胶质瘤——低级别

治疗适应证

- 根治性放射治疗。
- 术后辅助治疗。

分次放射治疗/FSRT 定位、固定和模拟扫描

- 见"一般原则"。

靶区、剂量和分次数

- 靶区(图 3.2)
    - GTV：MRI T2 上信号改变区。
    - CTV：GTV+1.5~2cm。
    - PTV：CTV+0.5cm。
- 剂量和分次数
    - 54Gy/1.8Gy/fx。

特殊情况

- 按间变性星形细胞瘤治疗肥胖型星形胶质细胞瘤。

脑干神经胶质瘤

治疗适应证

- 放射治疗是无法手术的脑干神经胶质瘤的标准治疗方法。
- 病变常无法活检。

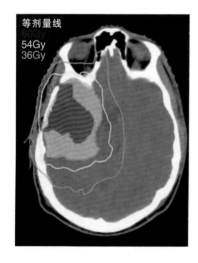

图 3.2 患者男,22 岁,右利手,右侧颞叶低级别混合型神经胶质瘤,2.5 年前行次全切术,目前恶化。仅 EBRT：54Gy/1.8Gy/fx,5 野 IMRT,6MV/10MV 光子覆盖 97% IDL。红色区域为 T2 信号变化区,PTV (绿色)=GTV+2cm (CTV),然后外扩 0.3cm(PTV)。黄色线所示为 54Gy IDL。

分次放射治疗/FSRT 定位、固定和模拟扫描

- 见"一般原则"。

靶区、剂量和分次数

- 靶区(图 3.3)
  - GTV：MRI T1 或 T2 最大成像范围。
  - CTV：GTV+2cm 自然边界区域。
  - PTV：CTV+0.3~0.5cm 自然边界区域。
- 剂量和分次数
  - 54Gy/1.8Gy/fx。
  - 50.4Gy/1.8Gy/fx。

脑膜瘤

治疗适应证

- 良性：无法手术，次全切除，复发。
- 非典型的：无法手术，全切除后，次全切除后。

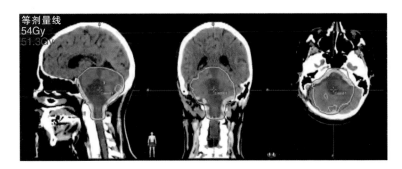

图 3.3　患者女，21 岁，脑干低级别少突神经胶质瘤，1p19q 完整，为活检后状态。所有 MRI 图像上 GTV 为红色，PTV 为蓝色 (GTV 外扩 2cm，外扩 0.3cm 形成 PTV)。EBRT：54Gy/1.8Gy/fx，7 野 IMRT，6MV 光子覆盖 100% IDL。

- 恶性:无法手术,全切除后,次全切除后。

分次放射治疗/FSRT 定位、固定和模拟扫描

- 见"一般原则"。

靶区、剂量和分次数

- 靶区(图 3.4a)
  - GTV:MRI T1 增强部分。
  - CTV:GTV=CTV。
    - 病变复发或无 MRI 征象,CTV 考虑外扩 0.5cm。
  - PTV:CTV+0.3~0.5cm。
- 剂量和分次数(根治性)
  - 良性:54Gy/1.8Gy/fx
    - GTV:MRI T1 增强部分。
    - CTV:GTV=CTV。
    - PTV:CTV+0.3~0.5cm。
  - 非典型:59.4Gy/1.8Gy/fx
    - GTV:MRI T1 增强部分。
    - CTV:GTV+1cm 至自然边界。
    - PTV:CTV+0.3~0.5cm。
  - 恶性:59.4~60Gy/1.8~2Gy/fx
    - GTV:MRI T1 增强部分。
    - CTV:GTV+2cm 至自然边界。
    - PTV:CTV+0.3~0.5cm。
- 剂量和分次数(术后)
  - 良性:次全切除术 54Gy/1.8Gy/fx
    - GTV:MRI T1 增强部分。
    - CTV:GTV=CTV。
    - PTV:CTV+0.3~0.5cm。

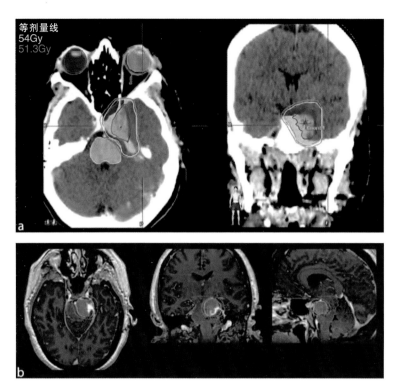

图 3.4　(a)患者女,53 岁,左侧海绵窦脑膜瘤,在轴位和冠状位图像上,GTV(对比增强区域)为红色,EBRT:54Gy/1.8Gy/fx,7 野 IMRT,6MV 光子覆盖 100% IDL。(b)患者女,40 岁,左侧小脑幕脑膜瘤伴脑干受压,次全切除,应用 γ 刀®(GK)SRS治疗,12Gy 覆盖 50% IDL,为黄色。

- 非典型:全部切除 54Gy/1.8Gy/fx,次全切除 59.4Gy/1.8Gy/fx。
  - GTV:MRI T1 增强部分。
  - CTV:GTV+1cm 至自然边界。
  - PTV:CTV+0.3~0.5cm。
- 恶性:全切或次全切除 59.4~60Gy/1.8~2Gy/fx
  - GTV:MRI T1 增强部分。
  - CTV:GTV+2cm 至自然边界边缘。

- PTV：CTV+0.3~0.5cm。
- SRS(图 3.4b)可用于：
  - 肿块距离视交叉>0.3cm。
  - 剂量为 13~14Gy(高剂量可考虑用于非典型和恶性脑膜瘤)。
  - 视交叉的剂量限制在 8~9Gy,部分情况下视交叉可接受更高的剂量。

特殊情况

- 硬脑膜尾的纳入是有争议的,特别是采用 SRS 时。
- 必须注意矢状窦旁的病变,因为矢状窦旁脑膜瘤治疗时可能会发生恶性水肿。

垂体腺瘤

治疗适应证

- 不可切除或部分切除病变。
- SRS 是首选治疗方式。

分次放射治疗/FSRT 定位、固定和模拟扫描

- 见"一般原则"。

靶区、剂量和分次数

分次放射治疗

- 靶区(图 3.5)
  - GTV：MRI T1 钆对比增强部分。
  - CTV：GTV=CTV。
  - 病变复发或无 MRI 征象,CTV 考虑外扩 0.5cm。
  - PTV：CTV+0.5cm。

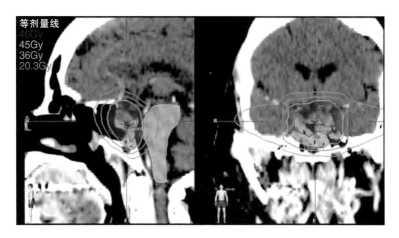

图 3.5　患者女,61 岁,患有非分泌型垂体大腺瘤,复发前 14 年经蝶窦行手术切除。复发后再次经蝶窦行次全切除术,并给予 45Gy/1.8Gy/fx IMRT,8 野技术,6MV 光子覆盖 100% IDL。

- 剂量和分次数
  - 无功能性垂体腺瘤 45Gy/1.8Gy/fx,分泌性腺瘤 50.4Gy/1.8Gy/fx。
- SRS
  - 首选治疗方式。
  - 肿瘤距离视交叉>0.3cm。
- 剂量
  - 无功能性垂体腺瘤 15~16Gy。
  - 分泌性腺瘤 18~25Gy。

前庭神经鞘瘤

治疗适应证

- 保留听力功能。
- 影像学进展。

分次放射治疗/FSRT 定位、固定和模拟扫描

■ 见"一般原则"。

靶区、剂量和分次数

■ 靶区(图 3.4)
  ○ GTV：T1 加权增强的肿瘤。
  ○ CTV：GTV=CTV。
  ○ 病变复发或无 MRI 征象，CTV 考虑外扩 0.5cm。
  ○ PTV：对于分次 EBRT，PTV=CTV+0.5cm；对于 SRS，PTV=CTV。
  ○ 兴趣区的轮廓勾画见表 3.1。
■ 剂量(图 3.6)

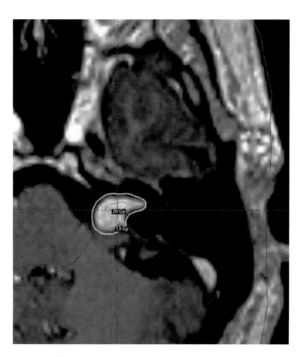

图 3.6   左侧前庭神经鞘瘤，形状为典型的"甜筒冰激凌"。应用 GK SRS 治疗，13Gy 覆盖 50% IDL。黄色：50% IDL；绿色：100% IDL。

- ○ 45~54Gy/1.8Gy/fx。
  - ○ SRS 剂量为 13Gy,应用 γ 刀 SRS 覆盖 50% IDL(图 3.6),直线加速器(LINAC)SRS 覆盖 80% IDL。
- 分次数
  - ○ 分次 EBRT 或 FSRT 适用于直径>3.5cm 的肿瘤,或保证听力功能正常,尽量减小听力损伤;SRS 适于直径<3.5cm 的病变。

特殊情况

- 神经纤维瘤 2 型患者常受双侧前庭神经鞘瘤(同步或异时)影响,双侧耳聋的风险增大。
- 考虑分次放射治疗是因其较 SRS 能更好地保护听力。

动静脉畸形

治疗适应证

- 降低出血和神经缺损/症状风险。
- Spetzler-Martin Ⅰ~Ⅱ级——手术干预能快速降低出血的风险。
- Spetzler-Martin Ⅲ级——考虑 Spetzler-Martin 分级系统因素 (大小、位置和静脉引流),手术干预和 SRS 适用于个体化病例。
- Spetzler-Martin Ⅳ/Ⅴ级对于选定较大病变,采用多等中心放射外科治疗是可行的[2]。

定位、固定和模拟扫描

- 见"一般原则"。

靶区、剂量和分次数

- 靶区
  - ○ 在大体积 MRI 和血管造影图像上勾画。

- 剂量
  - 14~27Gy。

特殊情况

- 动静脉畸形供血动脉上的动脉瘤必须在动静脉畸形病灶介入治疗前处理,以避免动静脉畸形病灶切除后动脉瘤部位的动脉压升高。

脊髓肿瘤

治疗适应证

- 辅助或根治性治疗。
- 对于无法手术或低级别神经胶质瘤,特别是幼儿,只要有可能应尽量延迟放射治疗。

分次放射治疗/FSRT 定位、固定和模拟扫描

- 体位:仰卧,手臂置于身体两侧。
- 定位:通过配准计划 CT 与术前 MRI T1 和 T2 配准勾画 GTV。
- 固定:真空垫。
- 模拟扫描:高分辨率 CT 平扫或增强扫描。
  - 对于上段脊柱病变,扫描范围应包含小脑及病变下 2 个椎体。
  - 对于下段脊柱病变,扫描范围应包含骶骨及病变上 2 个椎体。

计划

- 对于脊髓肿瘤,勾画治疗野内正常结构,并依照人体部位(例如,胸部、腹部和盆腔)的根治性治疗对正常器官进行限量。

靶区、剂量和分次数

- 低级别神经胶质瘤
  - GTV:术前 MRI T2 信号异常区。

- CTV:GTV+0.5~1cm 头部/尾部环周切缘(包括神经根)。
- PTV:CTV+0.3~0.5cm。
- 高级别神经胶质瘤(表 3.2)
  - GTV:利用钆对比增强 MRI T1 术前增强靶区。

表 3.2　脊髓肿瘤的治疗方法

组织学	手术	辅助治疗
低级别星形细胞瘤(WHO Ⅰ~Ⅱ级)	尝试 GTR(多见于毛细胞型星形细胞瘤)	GTR:无STR/活检(Bx):局灶性 EBRT 50.4~54Gy
高级别星形细胞瘤(WHO Ⅲ~Ⅳ级)	Bx 或 STR(因其浸润性强很难切除)	局灶性放射治疗 50.4Gy(CTV)加量至 54~59.4Gy(GTV),考虑化疗
脑膜瘤	尝试 GTR	GTR:无STR/活检(Bx):观察(低级别)vs 局灶性 EBRT 54Gy
神经鞘瘤/神经纤维瘤	尝试 GTR(常会损伤神经)	GTR:无STR/活检(Bx):50.4~54.0Gy/1.8Gy/fx。颅底可考虑 SRS(Florida)
血管瘤	GTR(对于脊髓压迫)	GTR:无无(或栓塞失败,乙醇注射,椎体成形术);有症状的:局灶性 EBRT 40Gy/2Gy/fx
椎管[如神经纤维肉瘤/恶性周围神经鞘膜瘤(MPNST)]	尝试 GTR(很少使用)	带电粒子 60~70Gy+/− 化疗。考虑 IMRT
椎体(如软骨肉瘤、脊索瘤、骨肉瘤)	尝试 GTR(很少使用)	带电粒子 70~78Gy 术后 +/− 化疗。考虑 IMRT。考虑质子治疗

- ○ CTV：GTV+1.5cm 头部/尾部环周切缘（包括神经根）。
- ○ PTV：CTV+0.3~0.5cm。
- 如果肿瘤累及囊肿和空洞，则 GTV 包含囊肿和空洞。
- 中枢神经系统严重播散性疾病。

（胡潺潺　王骏　姚志峰　陈夏玲　陆军　杨一宁　译）

参考文献

1. Davidson MT, Masucci GL, Follwell M, et al. Single arc volumetric modulated arc therapy for complex brain gliomas: is there an advantage as compared to intensity modulated radiotherapy or by adding a partial arc? *Technol Cancer Res Treat*. 2012;11(3):211–220.

2. Spetzler RF, Martin NA. A proposed grading system for arteriovenous malformations. *J Neurosurg*. 1986;65:476–483.

第 **4** 章

头颈部肿瘤

Aryavarta M. S. Kumar, John F. Greskovich, Jr, Shlomo A. Koyfman

一般原则 …………………………………………… 46

放射治疗 …………………………………………… 46

口咽癌 ……………………………………………… 56

喉癌 ………………………………………………… 57

下咽癌 ……………………………………………… 60

鼻咽癌 ……………………………………………… 61

大涎腺癌 …………………………………………… 62

口腔癌 ……………………………………………… 63

原发性不明癌 ……………………………………… 63

上颌窦癌 …………………………………………… 64

鼻腔/前庭癌 ……………………………………… 65

甲状腺癌 …………………………………………… 68

非黑色素性头颈部皮肤癌 ………………………… 69

头颈部黑色素瘤 …………………………………… 71

参考文献 …………………………………………… 71

一般原则

- 根治性放射治疗可用于头颈部肿瘤(局部进展性疾病给予同步化疗)的主要治疗,也可用于高危因素[例如,T3/4、N2/3、神经周围侵犯(PNI)、淋巴血管间隙侵犯(LVSI)、近切缘/切缘阳性、囊外扩展(ECE)、复发性疾病]的术后治疗(+/−同步化疗)。

放射治疗

定位、固定和模拟扫描

- 一直以来,二维模拟和靶区勾画都是基于解剖标志。
- 基于 CT 的治疗靶区计划包括:GTV、CTV 和 PTV。
- 患者的体位通常为仰卧位,手臂置于身体两侧,肩膀放松向下,颈部中立或伸展。
- 固定装置包括三点式热塑面罩;五点式头颈肩面罩更适合 IMRT。
  ○ 压舌器(又称口内支架)用于固定舌头,并把舌头和上腭分开。
  ○ 嘱患者在放射治疗时不要吞咽,以避免舌头/喉运动,特别是在 3D 适形放射治疗加量区或 IMRT 时。
- 连续螺旋 CT 3mm 层厚扫描,范围从头顶至上纵隔。
- 静脉对比增强能更好地勾画主要的血管。
- 推荐用 PET 勾画 GTV。
  ○ 一些研究表明,PET 能减少原发性 GTV 10%~50%,并能识别 CT 阴性的淋巴结(LN)来增大淋巴结 GTV[1]。

靶区和兴趣器官确定

- 不同靶区(GTV、CTV 和 PTV)的完整定义可参考 1993 年 ICRU 62 号报告。
- GTV:肿瘤靶区定义为通过临床和影像学检查发现的原发病灶和累

及的淋巴结(异常淋巴结 CT 诊断标准:短轴>1cm 或中央坏死)。常用 PET 融合图像来指导靶区勾画。

- CTV:考虑肿瘤局部扩展的程度和特定部位的播散模式。
- PTV:考虑日常摆位误差和器官运动。注意治疗过程中解剖结构的变化(例如,肿瘤缩小、体重下降)。
- 需识别的正常解剖结构。
  - 脊髓(C1~T4/5)
  - 声门喉部
  - 臂丛(特别是低位颈部疾病)
  - 下颌骨
- 治疗颅底时需识别的正常解剖结构
  - 脑干
  - 视神经/视交叉
  - 眼
  - 晶状体
  - 垂体腺
  - 中耳/内耳(或耳蜗)
- 采用 IMRT 治疗时需额外识别的正常解剖结构
  - 腮腺
  - 下颌下腺
  - 口腔
  - 唇
  - 皮肤(在靶区的范围内)
  - 颈部食管
  - 所有不明组织
- 可选择识别的正常解剖结构
  - 未受累的咽缩肌(又称咽部 OAR)

治疗计划——根治性放射治疗

外照射放射治疗

- IMRT
  - 头颈部恶性肿瘤(除了早期声门癌)根治性治疗的标准,已基本取代了传统的三野适形放射治疗技术。
- GTV 的 CTV/PTV 扩展可被称为:
  - CTV1/PTV1。
  - CTV-高剂量(CTV_{HD})/PTV-高剂量(PTV_{HD})。
  - 高危 CTV/高危 PTV。
  - $CTV_{剂量}$/$PTV_{剂量}$,例如,CTV_{70}/PTV_{70}。
- CTV/PTV,包含预防照射/低危结节,可被称为:
  - CTV2/PTV2。
  - CTV 预防照射剂量(CTV_{ED})/PTV 预防照射剂量(PTV_{ED})。
  - 低危 CTV/低危 PTV。
  - $CTV_{剂量}$/$PTV_{剂量}$,例如,$CTV_{59.4}$/$PTV_{59.4}$。
- 某些计划中使用的中危 CTV/PTV 外扩可被称为:
  - CTV_{INT}/PTV_{INT}。
  - $CTV_{剂量}$/$PTV_{剂量}$,例如,CTV_{63}/PTV_{63}。
- 技术:根据上述原则来确定危险区域及对应的危及器官风险剂量(累及野照射对预防照射;图 4.1a,b)。
  - GTV 定义:见上。
  - CTV_{HD} 定义:GTV+3~5mm。当邻近关键的正常组织时,降至 1mm(例如,肿瘤侵及斜坡邻近脑干)。
  - CTV_{ED} 定义:所有临床阴性、显微镜下肿瘤浸润高危区域的预防照射区域淋巴结加上 CTV_{HD} 周缘外扩 5~10mm 区域。区域淋巴结的勾画见 RTOG 靶区勾画图谱(注释:图谱显示的是 N0 期患者;www.rtog.org/CoreLab/ContouringAtlases/HNAtlases.aspx)。

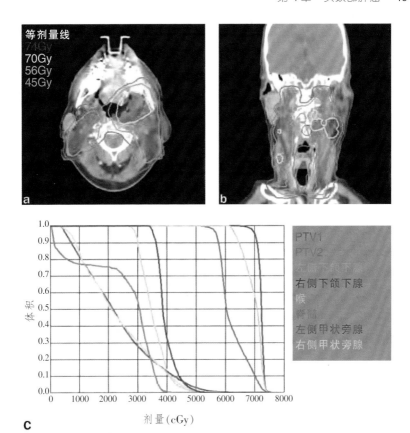

图 4.1　患者男,66 岁,左侧扁桃体鳞状细胞癌(SCC),cT3N2c 期。应用 IMRT 行根治性同步放化疗。(a)轴位和(b)冠状面 CT 层面都显示 PTV1(红色靶区),PTV2(蓝色靶区)及避开的腮腺(暗黄色结构)。(c)治疗计划的剂量–体积直方图(DVH)。

- ○ CTV$_{INT}$ 定义:如果 GTV 边缘定义不清(浸润肿瘤),可以考虑在 CTV$_{HD}$ 边缘 10mm 预防照射区域给予一个中间剂量。
- ○ PTV 定义:CTV 一致外扩。CTV+5mm(无 IGRT);CTV+2.5mm(有 IGRT)。
- ■ 三野方式:目前用于在短时间内无法完成 IMRT 计划时需紧急治疗的患者。一般来说,对穿侧野与锁骨上前(SCV)野衔接,以覆盖原发肿瘤部位及颈部/锁骨上危险淋巴结。

标准侧野边界(图 4.2a)

- 上:乳突尖覆盖颈部Ⅱ区或颅底,以覆盖咽后淋巴结区(如有指征)。
- 下:当喉部未受累时,位于杓状软骨上方;如喉部不可避免受累,则将下缘置于环状软骨下方(或低至肩部允许的范围内)。
- 前:肿瘤前方 2~3cm,或当有指征时足以覆盖Ⅰb区淋巴结(下颌升支前缘)
  - 除非肿瘤延伸到皮下组织或有大的颌下腺/颈静脉区淋巴结(下颌骨以下部位),前面留出一小块皮肤。
- 后:当照射野覆盖Ⅴ区时,在 C2 棘突的后面;当照射野不覆盖Ⅴ区时,在椎体的后缘(脊髓前缘)。
  - 剂量为 42~44Gy 时,将后缘"脊髓前缘"移到椎体中部。
  - 后面用对穿电子线补充脊髓野外阻挡部分。

对穿电子野(又称"后条形野")

- 上、后、下:与初始侧野相同(或者考虑到高能电子线等剂量线的"弯曲",可以外扩 5~10mm)。

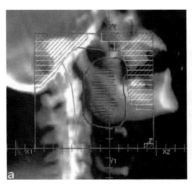 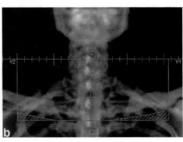

图 4.2 患者男,62 岁,舌根部鳞状细胞癌(SCC),cT3N2a 期,行根治性放化疗。(a)侧野的数字重建 X 线图像(DRR)。紫色代表原发肿瘤区,绿色表示避开脊髓区,蓝色表示 C1 椎体下缘区域,红色表示 C7 椎体下缘。(b)前后位 DRR 下颈野区域。整个治疗过程中常规挡喉。

- 前
  - 紧邻脊髓外侧野后边界（"热点衔接"）——证实光子野。
  - 如果淋巴系统按计划在深度上被完全覆盖，也可以留出 2~3mm 的间隙，以避免热点。

标准前后野边界（图 4.2b）

- 上：与侧野下缘衔接。
- 下：锁骨下 1cm。
- 外侧：覆盖锁骨内侧 2/3。
- 挡块：在没有风险因素的情况下，整个治疗过程中常规挡喉。如果用 >50Gy 剂量治疗前后野，应遮挡整个中线（脊髓）。当挡喉为禁忌时，考虑在侧野加用 0.5~1cm 的脊髓挡块，以避免射野重叠造成的脊髓剂量过大。如果采用单次等中心技术，可省略此挡块。

加量照射野边界

- 原发灶部位。
- 治疗肿瘤采用对穿侧野或斜野，边缘+1~2cm。
- 如未计划行颈部淋巴结清扫，可采用同侧电子束或对穿斜（脊髓外）野治疗肿大淋巴结（LN）。

可选 C1 椎体边界下缘（适用于中危区域）

- 对于边界不清的浸润性病变，确保足够的亚临床病变覆盖。
- 覆盖原发肿瘤周缘外扩边缘（1.5~2cm）优于 C7 椎体下缘。

近距离治疗

- 以往用于口腔病变、舌根（BOT）或鼻咽加量治疗和复发性疾病。
  - 确认靶区（肿瘤消退患者可在外照射前做标记）并设计植入物。
  - 单平面植入物适用于宽度小于 10mm 的较小的病变。双平面植入物适用于 10~20mm 的病变。容积植入物适用于较大的或不规则形病变。
  - 针间距通常为 10mm。

治疗计划——术后放射治疗

- 治疗原则和照射野设计与根治性放射治疗类似,除了没有 GTV。
- 一般来说,CTV 包括原发肿瘤的瘤床(基于术前成像、术前体检和内镜检查,以及手术和病理结果)、任何病理证实的受累淋巴结,以及临床有指征的预防照射淋巴结区域(图 4.3)。治疗时可给予预防照射区

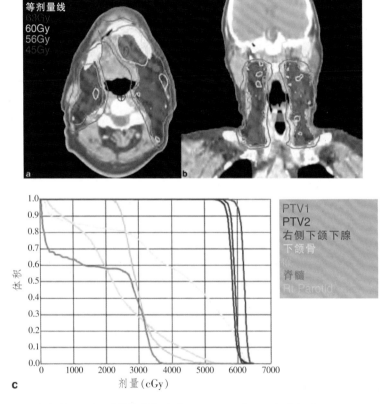

图 4.3　患者男,68 岁,舌体鳞状细胞癌,pT2N0M0 期,s/p 部分切除[2.2cm,PNI(+),浸润深度(DOI)10mm,淋巴管浸润(−),切缘(−),0/22 LN]。(a)轴位和(b)冠状位 CT 图像显示的剂量分布:PTV1(红色阴影区),PTV2(蓝色阴影区)。(c)治疗计划的剂量–体积直方图(DVH)。

域低剂量(CTV_{ED}),高危区(例如,切缘阳性)加量。

剂量/分次数

根治性(化)放疗

- IMRT 技术(表 4.1)
  - 当采用 IMRT 时,在适当的喉保护情况下(平均剂量<45Gy,如有可能),可以用单一的 IMRT 计划选择性治疗原发肿瘤(上颈和下颈)。
- 每日一次(总剂量设定为 2Gy/fx)
  - 预防照射淋巴结区域 50~54Gy。
  - 脊髓前缘区域应用光子野,剂量为 42Gy(脊髓侧野)。颈后淋巴结链区应用对穿电子线,剂量为 50~54Gy。
  - 对于肿瘤恶性边缘区域,考虑选择 C1 椎体下区,给予 64Gy。
  - GTV 加量至 70~74Gy。
- 每日两次
  - 预防照射淋巴结区域 55.2Gy/1.2Gy/fx。
  - 脊髓前缘区域应用光子野,剂量为 43.2Gy(脊髓侧野)。颈后淋巴结链区应用对穿电子线,剂量为 55.2Gy。
  - 如肿瘤边缘不清,考虑选择 C1 椎体下区,给予 64.8Gy/1.2Gy/fx。
  - GTV 加量至 74.4~76.8Gy/1.2Gy/fx。
  - 每次治疗间隔应>6h。

表 4.1 IMRT 技术

RTOG 1016(6 次/周[*])	RTOG 0615(5 次/周)
部位:口咽、下咽、喉	部位:鼻咽
PTV_{HD} 70Gy/2Gy/fx	PTV_{70} 70Gy/2.12Gy/fx
PTV_{ED} 56Gy/1.6Gy/fx	$PTV_{59.4}$ 59.4Gy/1.8Gy/fx
PTV_{INT}(选择性),59.5~63Gy/ 1.7~1.8Gy/fx	PTV_{63}(选择性),63Gy/1.9Gy/fx

[*] 通常每天 2 次,每周 1 天,每次间隔至少 6h。

- 同步加量技术(RTOG 0522)
  - 预防照射淋巴结区域 54Gy/1.8Gy/fx。
  - 脊髓前缘区域应用光子野,剂量为 41.4Gy(脊髓侧野)。颈后淋巴结链区应用对穿电子线。
  - 颈后(当临床阴性时)应用后野电子线,加量至少为 50.4Gy,深度为 3cm。
  - 在 32.4Gy 对 GTV 和累及淋巴结开始同步加量,在最后的 12 个治疗日(18Gy),以 1.5Gy/fx 作为每日第二次治疗,总剂量为 72Gy。
  - 在 C7 椎体下缘照射野前,考虑对 C1 椎体下缘区域以 1.5Gy/6fx 施照,剂量达 63Gy。
  - 每次治疗间隔应>6h。
- 当临床未累及时,下颈部可用衔接的前野治疗至 50~50.4Gy/1.8~2Gy/fx,治疗深度为 3cm。当下颈部有大体疾病时,如果臂丛剂量能限制在≤60Gy,可加量至 69~72Gy。否则,不管反应如何,按照计划颈部治疗至 60Gy。

术后放射治疗

- 瘤床及受累淋巴结区域为 60Gy,预防照射淋巴结区域为 56Gy。
- 高危区域考虑局部加量至 66Gy[确定 ECE 和(或)显微镜下阳性切缘]。

关键结构(按计划重要性递减,表 4.2)

技术因素

- 三维适形放射治疗(3DCRT)
  - 剂量通过异质性校正计算。
- IMRT
- 计划目标
  - 至少 95% PTV 接受处方剂量(V_{100}≥95%)。
  - 至少 99% PTV 应接受>93%处方剂量(V_{93}≥99%)。

表 4.2 关键结构(按计划重要性递减)

脊髓	PRV(脊髓+5mm)50Gy 至 <0.03mL
脑干 PRV(脑干+3mm)	52Gy 至 <0.03mL
脑干 PRV(BOS)*	<1%至超过 60Gy
视神经/交叉	最大剂量 50Gy
视束 PRV(BOS)*	最大剂量 54Gy
臂丛	首选 60Gy,最大 66Gy
咽部 OAR	平均剂量 <50Gy
腮腺	平均剂量至少一侧腺体 26Gy 或两侧腮腺体积合计至少 20mL,<20Gy 或至少 50%的一侧腺体 <30Gy
颌下腺	平均剂量 <39Gy
声门喉部	平均剂量 <45Gy——尽可能低
颈段食管	降得越多越好(<30Gy)
唇	平均剂量 <20Gy;最大剂量 <35Gy(对于口腔病变 <50Gy)
口腔减 PTV	平均剂量 <30Gy(未包含在内的)
下颌骨,颞下颌关节	首选 70Gy;>75Gy 不超过 1mL
眼	最大剂量 <50Gy
耳蜗	>55Gy 不超过 5%
晶状体	最大剂量 <8Gy
不明组织(靶外)	处方剂量不超过 5%可接受;不超过 1%或 1mL 的不明组织可接受 110%的处方剂量

---

* 当颅底(BOS)受累时,可以应用 RTOG 0615 对 BOS 进行限制。当评估 DVH 时,协议规定所有的 PTV 区域应减去 OAR 结构。

注释:如果需要确保足够的肿瘤覆盖率,可以超越 DVH 参数。

- 不超过 1mL 的 PTV 接受 >110%的处方剂量。
- 不超过 0.03mL 的 PTV 应接受 <9%的处方剂量。
- 射野衔接注意事项:喉以上的病变,可以配准 IMRT 野与常规颈部下前野,应用单一的 IMRT 计划。
  - 单一的 IMRT 计划优点在于交界处没有热点/冷点(可达 20%),但是喉屏蔽较少。
  - 衔接野有较好的喉屏蔽,能够改善原发肿瘤区域的 IMRT 计划,但代价是交界处的改变和交界处热点/冷点的显著风险。

○ 为了完成 IMRT/前后野衔接,使用半束挡块(单等中心技术)。关闭下颌骨到中心轴 IMRT 野,用前后野反之亦然。在治疗过程中,建议将交界处上下 3mm 平滑两次,以降低交界处热点/冷点。

■ 避免交界处平滑处理的技术

○ 动态野衔接技术:连续地将前后野的上边界从中心轴(即交界处)下方 1.5cm 处移动至中心轴上方 1.5cm 处,创建一个 3cm 的交界处[2]。不需要交界野。

○ "梯度衔接"技术:包括修改前后野的上边界,使每分次的总剂量(例如,2Gy)照射到 3 个单独的区段内。只有约 1/3 的剂量传递到初始射野的上半部分。这将沿交界处创建一个宽的剂量梯度(不需要交界野)。必须注意将 IMRT 靶区延伸至前后野 1~2cm,以确保逆向计划系统考虑到这种故意的"剂量不足",并确保足够的覆盖[3]。

■ 重新制订计划

○ 治疗过程中,由于肿瘤和正常组织缩小和(或)患者体重减轻,患者/肿瘤形状常常会发生改变。因此,有学者主张在治疗过程中重新制订计划,特别是在 IMRT 中,当小的解剖改变导致剂量梯度陡降时,需明显补偿剂量。

○ 有学者发现在重新制订计划的情况下,关键结构明显超量[4];另有学者发现重新制订计划仅限制了腮腺的剂量[5]。

○ 对于重新制订计划的必要性和理想的重新制订计划的频率仍有争议,并在积极研究中。

口咽癌

局部治疗的适应证

■ 放射治疗(+/–化疗)是保存器官的治疗方法。

靶区

- GTV/PTV：见"一般原则"。
- CTV：包含Ⅱ~Ⅳ区和咽后/咽旁淋巴结区。如果舌底、扁桃体、Ⅱ或Ⅲ区淋巴结受累，应包含Ⅰb区淋巴结。任何淋巴结受累或扁桃体/舌底原发病变应包含Ⅴ区淋巴结，T1~2 期，淋巴结受累可不包含Ⅴ区淋巴结[6]。

特别注意事项

- 对于单侧 T1~2/N0~1 期扁桃体肿瘤，考虑单侧照射，包括原发肿瘤+同侧Ⅱ~Ⅳ区淋巴结。可以应用 IMRT，电子和光子束混合照射（4:1），颈部开放（肿瘤深度<5cm），或者仰卧位时用楔形对穿野（肿瘤深度>5cm，图 4.4）。
- 对于咽壁肿瘤，下缘延伸超过 3cm，照射野应包含整个咽部；肿瘤加量区/椎体下缘的后缘位于脊髓的正前方。需每日进行图像验证。

喉癌

局部治疗适应证

- 传统的单独放射治疗是早期声门癌的标准治疗方法。在局部晚期疾病中，保留喉功能的指征是同步放化疗。对于广泛骨/软骨受累的患者，需行全喉切除+术后（化）放疗。

靶区

- 早期声门癌（T1N0 或 T2N0 期）
  - 对于早期声门肿瘤，不需要行淋巴结预防照射。一般为 5cm×5cm 或 6cm×6cm 的对穿野（图 4.5a，b）。对于累及 C1 的病变，考虑单侧野治疗（图 4.5c）。

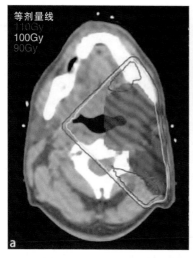

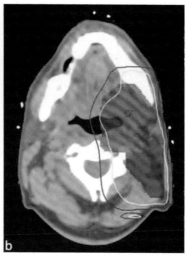

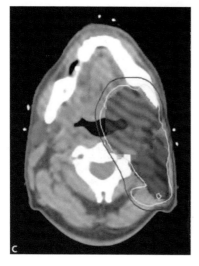

图 4.4　患者男,53 岁,左侧扁桃体鳞状细胞癌,T2N0M0 期,应用单侧野放射治疗。不同计划的轴位剂量分布显示:(a)楔形对穿野;(b)混合光子和电子束(1:4);(c)IMRT。红色阴影区为 PTV_{HD},蓝色阴影区为 PTV_{ED}。

- 边界

  - 上缘:甲状软骨上缘对应 T1,比 T2 高 1cm。

  - 前缘:最前方。

  - 后缘:椎体前缘。可沿着这一边缘锥形下降前移 0.5~1cm,避开杓状软骨突,避免喉水肿。只有在声带后半部分没有严重病变的情况

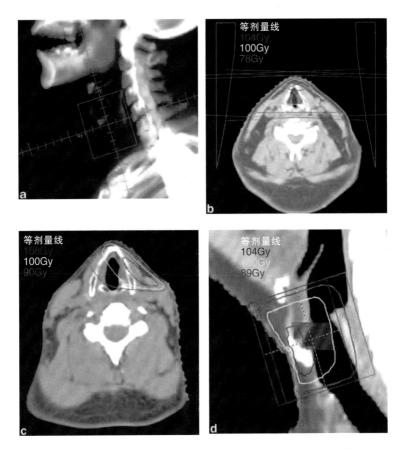

图 4.5　患者男，53 岁，左侧真声带鳞状细胞癌，T1N0 期，行根治性放射治疗。(a) DRR 侧野。(b)斜行楔形对穿野剂量分布的轴位图像。(c)只有单侧野的剂量分布的轴位图像。(d)侧野矢状位图像，锥形向下减少勺状软骨的剂量。

下才能进行(图 4.5d)。

　　○下缘：环状软骨下缘对应 T1，尽可能低至不通过 T2 的肩部治疗。

■ 不推荐应用 IMRT 治疗。

■ 广泛的声门上/声门下浸润伴淋巴结转移高风险者考虑淋巴结放射治疗。

■ 所有其他分期的喉癌

- GTV/PTV:见"一般原则"。
- CTV:包括颈部Ⅱ~Ⅳ区淋巴引流区。任何淋巴结受累或浸润至舌底时,包括Ⅴ区。如累及咽壁(可能是舌咽沟)或舌底需包含咽后淋巴结。

特别注意事项

- 早期声门癌(T1N0 期),与常规分割相比,大分割放疗能提高局部控制率。推荐剂量为 63Gy/2.25Gy/fx 或 66Gy/2.2Gy/fx。
- 对于 T2N0 期声门癌,特别是声带活动功能受损的病变,推荐治疗为 65.25Gy/2.25Gy/fx 或 74.4Gy/1.2Gy/fx,每日两次,或加速同期加量技术,或每周治疗 6 次。有学者主张在治疗过程中加上放射增敏化疗。
- 全喉切除术后,包括气管造瘘口(声门下受累),因肿瘤、颈部软组织侵犯、ECE(+)、气管切缘(+)或手术瘢痕穿过气管口,需紧急行气管切开。

下咽癌

局部治疗适应证

- 在局部晚期疾病中保留器官的指征是同步放化疗。对于广泛骨/软骨受累的患者,需行全喉切除+术后(化)放疗。

靶区

- GTV/PTV:见"一般原则"。
- CTV
  - CTV_{HD}=GTV+5mm。
  - 所有病例 CTV_{ED} 包括双侧Ⅰb~Ⅴ区和咽后/咽旁淋巴结。

特别注意事项

- 必须注意不要低估疾病向外扩展的程度(向顶点),因为内镜或影像检查很难发现。如果侧野/IMRT 与前后野衔接,在环状软骨下衔接,或尽可能低的位置衔接,以达到疾病边缘(不要超过肿瘤)。需包含上段食管。

鼻咽癌

局部治疗适应证

- 鼻咽癌的标准治疗为根治性放化疗。除 T1N0 期外,推荐单独放射治疗。

靶区

- GTV/PTV:见"一般原则"。MRI 融合勾画颅内的 OAR,定位肿瘤浸润,显示需包括的神经。
  - $CTV_{HD}=GTV+5mm$。
  - CTV_{ED}(依据 RTOG 0615)=整个鼻咽,斜坡前 1/2~2/3(整个斜坡,如果累及),颅底(所有病例必须包括双侧卵圆孔和圆孔),翼腭窝,咽旁间隙,下部蝶窦(T3~T4 期病变,需包含整个蝶窦),后 1/4~1/3 的鼻腔和上颌窦(确保翼腭窝被覆盖)。在高危患者(T3、T4 期,累及鼻咽顶部的巨大肿瘤)则需包含海绵窦。所有病例需包括双侧颈部 Ⅰb~Ⅴ区和咽后/咽旁淋巴结。

特别注意事项

- N0 期或仅存在于咽后间隙的淋巴结受累或Ⅳ区的患者不包括Ⅰb区淋巴引流区。
- 如果硬腭、鼻腔或上颌窦受累,需包括双侧Ⅰb淋巴引流区。
- 当肿瘤邻近关键结构时,CTV_{HD} 边缘可减至 1mm(例如,肿瘤侵及斜坡和邻近结构,但未侵及脑干)。然而,当肿瘤直接侵及关键结构时,CTV_{HD} 边缘不应回缩。

大涎腺癌

局部治疗适应证

- 放射治疗适用于术后、局部晚期(T3/4 期、淋巴结受累)或 T1/2 期，N0 期伴有高危因素(高级别、边缘阳性、PNI、LVSI、腺样囊性组织)或复发性疾病。
- 当外科手术不可行时，中子治疗可使患者受益。

靶区(术后)

- CTV(腮腺)
  - 低级别，N0 期肿瘤：仅瘤床。
  - 高级别，N0 期肿瘤(非腺样囊性组织)：考虑预防性治疗Ⅰb、Ⅱ、Ⅲ区淋巴引流区。
  - 累及淋巴结的肿瘤：瘤床+同侧Ⅰ~Ⅴ区淋巴引流区。
  - 对于广泛面神经浸润或腺样囊性组织的所有病例，需覆盖面神经通路至颅底。局灶PNI 不是指征。
- CTV(颌下腺)
  - 除了较小、低级别的肿瘤伴颈部 N0 期的病例，需预防性治疗同侧颈部Ⅰ~Ⅳ区淋巴引流区，甚至在颈部 N0 期。如果淋巴结受累需包含Ⅴ区淋巴引流区。如果邻近神经广泛受累(如舌神经、舌下神经)，覆盖范围需至颅底。
- PTV：见"一般原则"。

特别注意事项

- 采用"开颈"技术暴露同侧颈部；考虑组织等效填充物，以保证手术瘤床有足够的表面覆盖。
- IMRT 计划有利于提高剂量均匀性和减少对侧关键结构的剂量。其他计划技术包括楔形对穿野或混合光子/电子野(图 4.4)。

口腔癌

局部治疗适应证

- 放射治疗适用于术后 T3/4 期、pN2/3 期、近切缘/切缘阳性、PNI、LVSI、深部肌肉浸润和 ECE。

靶区(术后)

- CTV:术后瘤床+预防性治疗同侧 Ⅰa/b、Ⅱ 和 Ⅲ 区淋巴引流区。如有高危疾病或淋巴结受累,治疗包括同侧颈部 Ⅰ~Ⅴ 区淋巴引流区。如果原发病灶接近中线(如口底和舌活动部),则考虑照射对侧颈部。
- PTV:见"一般原则"。

特别注意事项

- 当治疗唇(如应用电子线)或口腔黏膜病变时,考虑插入铅块(两边都有涂层防止后向散射),以保护牙龈/牙齿/舌。
- 对于较大(T3 期)或高级别 T2 期上唇病变,应用"胡须"野预防性治疗面部淋巴引流区(图 4.7)。
- 对于不能手术的患者,考虑外照射放射治疗(40~50Gy)+近距离放射治疗或口腔筒照射(20~25Gy)联合治疗。

原发灶不明癌

局部治疗适应证

- 放射治疗适用于初始治疗为颈清扫术的原发灶不明的头颈部肿瘤。

靶区

- CTV：一般包括咽轴（包括颅底和后 1/3 鼻腔，以确保鼻咽边缘）和双侧Ⅰb~Ⅴ区及咽后淋巴引流区，以下情况除外。
  - 仅见于单侧Ⅰb区的鳞状细胞癌（SCC）：治疗双侧Ⅰ~Ⅴ区淋巴引流区。
  - 腮腺淋巴结区的 SCC 可能与头皮的原发性皮肤癌有关：治疗同侧Ⅱ~Ⅴ区淋巴引流区、腮腺和耳前淋巴结。记录皮肤癌病史，并检查头皮是否有原发性病变。
  - 对于转移到腮腺的腺癌组织，需切除腮腺并帮助指导射野设计。
  - 对于 p16+疾病，包括口咽+/−鼻咽；不包括下咽和喉。
  - 如 p16 状态不明，但仅限于单侧颈部Ⅱ区淋巴结，考虑保留下咽/喉。
- PTV：见"一般原则"。

特别注意事项

- 对于没有 ECE 的单淋巴结患者，推荐颈部淋巴结清扫后观察。
- 孤立的 SCV 转移的原发灶常位于锁骨下；通常不建议行咽轴综合性放射治疗。
- 对于组织学为腺癌的患者，需行腮腺切除并帮助指导射野设计。
- 如果通过单等中心技术进行射野衔接，将等中心尽可能低得置于肩上。

上颌窦癌

局部治疗适应证

- 放射治疗适用于术后的所有患者，除了那些能够被完全切除且边缘足够小、低级别的肿瘤。

靶区

- CTV（术后）

- 推荐 MRI 融合图像协助指导勾画颅内风险器官、肿瘤浸润区,以及协助识别需要包括的神经。
- 仔细阅读手术记录,了解疾病的浸润范围,注意翼腭窝、眶壁、筛板、脑神经孔有无侵犯。
- CTV 包含瘤床+5~10mm 的区域。
- 在这个靶区中考虑高危区(切缘阳性、PNI)加量。
- PTV:见"一般原则"。推荐 IGRT 可更好地限制边界,并协助降低关键结构剂量(如视神经)。

特别注意事项

- 用闭孔器或水囊填塞气腔或手术残腔,以提高剂量均匀性。
- IMRT 计划能更好地给予邻近关键结构(如视器官;图 4.6a,b)的靶区高剂量。
- 如眼眶未受累,则治疗至眼内侧缘(除外晶状体和视网膜)。如被累及,治疗整个眼睛,同时注意保护泪腺(如未被累及)。
- 在这种情况下,选择性淋巴结放射治疗是有争议的。对于淋巴结受累的疾病,如患者能耐受,治疗双侧Ⅰ B~Ⅴ区淋巴引流区。

鼻腔/前庭癌

局部治疗适应证

- 放射治疗适用于较小的病变(美观方面可能优于手术)或术后局部晚期病变。

靶区

- GTV/PTV(根治性):见"一般原则"。
- CTV(鼻前庭)
  - 对于直径<2cm 或分化良好的肿瘤,治疗范围为 GTV+2cm 边缘。
  - 对于直径≥2cm 或分化差的肿瘤,治疗范围为 GTV+2cm 边缘+双

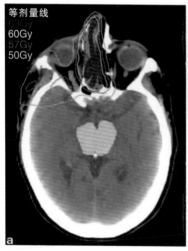

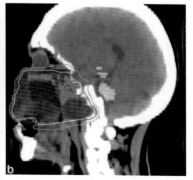

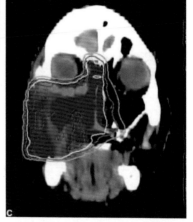

图 4.6 患者女,66 岁,右侧上颌窦鳞状细胞癌,T4N0M0 期,s/p 内镜下切除后仅给予瘤床术后放射治疗（未预防性治疗淋巴结区）。(a)轴位、(b)矢状位和(c)冠状位图像显示剂量分布。蓝色阴影区为 PTV。(d)治疗计划的 DVH 图。

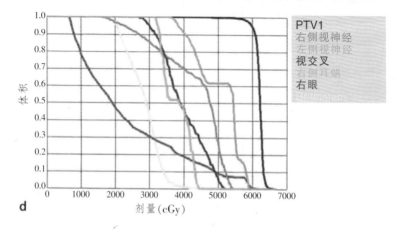

侧面部淋巴引流区("胡须"野)和双侧颈部Ⅰb~Ⅱ区(图4.7a,b)。

　○对于累及淋巴结病变,治疗范围包括双侧颈部Ⅰ~Ⅴ区。

• CTV(鼻腔)

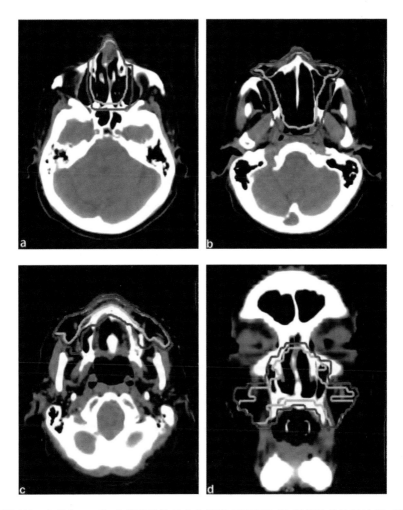

图4.7　患者女,83岁,左侧鼻腔神经内分泌癌,T1N1M0期,行根治性放射治疗。代表性轴位(a~c)和(d)冠状位图像。红色阴影区为GTV,深绿色线为CTV,深蓝色线为PTV。注意将面部淋巴管包绕的区域采用传统的"胡须"野覆盖。

◦ 治疗范围 GTV+2cm 边缘。
◦ 如果仅限于鼻腔,可不预防性照射淋巴结区。
◦ 肿瘤局限于上鼻腔,常与上颌窦肿瘤有着相似的治疗野。

特别注意事项

■ 用蜡填充鼻腔,以减少剂量不均匀性。
■ 组织间近距离放射治疗可用于鼻中隔病变。
■ 软骨侵犯不是根治性放射治疗的禁忌证。

甲状腺癌

适应证

■ 外照射放射治疗常用于术后 pT4 和年龄≥45 岁、I[131] 治疗后残存病变、切缘阳性或 ECE 放射性碘摄取不足的高分化滤泡/乳头状癌;所有切除的未分化癌;局部晚期或无远处转移的与术后降钙素水平升高相关的髓样癌。

靶区

■ CTV(术后)
  ◦ 包括瘤床、高危的颈/SCV/纵隔淋巴结区。
  ◦ 如上纵隔淋巴结受累,则包括整个纵隔(至隆突下)。如未受累,可仅预防性治疗上纵隔。
■ PTV:见"一般原则"(图 4.8a,b)。

特别注意事项

■ 尽可能减少口咽和口腔的剂量。
■ 对于 3D CRT,通常最初的治疗是前后位/后前位(脊髓耐受剂量 42~44Gy),然后仅瘤床和同侧颈部应用(避开脊髓)对穿斜野局部加量。

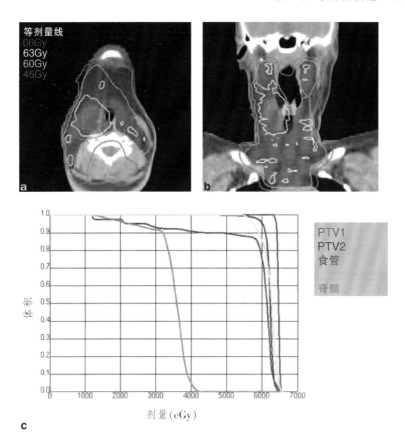

图 4.8　患者女, 27 岁, 甲状腺乳头状癌多次复发, s/p 甲状腺切除术后, 局部复发后行再切除及双侧淋巴结清扫术。因 ECE 行术后放射治疗, 剂量为 63Gy/30fx(2.1Gy/fx)。(a)轴位和(b)冠状位 CT 图像显示 PTV1 和 PTV2, (c)DVH 图。注意包含上纵隔淋巴引流区。

非黑色素性头颈部皮肤癌

适应证

- 放射治疗适用于美容效果更好的根治性治疗(如鼻周、耳和眼睑), 或高危肿瘤或复发肿瘤的术后治疗。

靶区

- GTV(根治):由临床决定。
- CTV(根治)
  - 一般 GTV+1cm 边缘(对于大的浸润性肿瘤为 2cm)。
  - 关键结构(如眼和唇)周围需缩小边缘。
  - 对于较大、分化差的鳞状细胞癌或腮腺淋巴结受累或 N2/3 期疾病,需考虑淋巴结区的治疗。
- CTV 面部/颈部(术后):瘤床+同侧颈部淋巴结+腮腺(如未切除)+受累神经(三叉神经、面神经)至颅底。
- CTV 头皮(术后):包括瘤床+2cm 边缘或大的浸润/复发肿瘤,治疗包括全头皮。可应用 IMRT。
- PTV:见"一般原则"。

特别注意事项

- 可采用正电压 X 线(75~125kVp)或电子线(6~12MeV)进行放射治疗。电子线需应用皮肤填充物。正电压表面剂量最大,深度射线束受限较小。电子线剂量衰减迅速,应用范围更广。
- 眼睑疾病需遮挡眼部。
- 剂量(根治):推荐剂量>2Gy/fx。常用的剂量如下:60Gy/2.5Gy/fx、55Gy/2.75Gy/fx、45Gy/3Gy/fx,或较大肿瘤邻近关键结构(如眼)应用 66~70Gy/2Gy/fx。当美容效果不那么重要时,40Gy/4Gy/fx、30Gy/6Gy/fx 或 20Gy/10Gy/fx 是有效方案。
- 剂量(术后):瘤床给予标准分割 60Gy,术后区域和预防性照射淋巴引流区给予标准分割 54Gy。切缘阳性、ECE、PNI 区加量。

头颈部黑色素瘤

适应证

- 放射治疗主要适用于肿瘤厚度>4mm,有溃疡或卫星灶、切缘阳性、淋巴结受累或复发肿瘤的术后放射治疗。对于组织学的纤维组织增生尚有争议。

靶区

- CTV(术后):瘤床+同侧淋巴结Ⅱ~Ⅳ区。
- PTV:见"一般原则"。

特别注意事项

- 由于相对辐射拮抗组织,提倡每分次较高剂量治疗。对于术后切缘阳性、ECE,可接受的方案包括48~50Gy/2.4~2.5Gy/fx、60~66Gy/2~2.2Gy/fx。
- 对于初始/姑息治疗,通常可接受的方案为30Gy/6Gy/fx,每周2次,以及50Gy/2.5Gy/fx。
- 对于头皮黑色素瘤,计划方案包括混合光子/电子技术、IMRT 与近距离放射治疗[7]。
- 在2个热塑面罩之间可考虑"三明治"组织等效填充物,以确保剂量一致。

(胡潺潺 王骏 姚志峰 陈夏玲 陆军 杨一宁 译)

参考文献

1. Ahn PH, Garg MK. Positron emission tomography/computed tomography for target delineation in head and neck cancers. *Semin Nucl Med.* 2008;38:141–148.

2. Duan J, Shen S, Spencer SA, et al. A dynamic supraclavicular field-matching

technique for head-and-neck cancer patients treated with IMRT. *Int J Radiat Oncol Biol Phys*. 2004;60:959–972.

3. Amdur RJ, Liu C, Li J, et al. Matching intensity-modulated radiation therapy to an anterior low neck field. *Int J Radiat Oncol Biol Phys*. 2007;69:S46–S48.

4. Hansen EK, Bucci MK, Quivey JM, et al. Repeat CT imaging and replanning during the course of IMRT for head-and-neck cancer. *Int J Radiat Oncol Biol Phys*. 2006;64:355–362.

5. Wu Q, Chi Y, Chen PY, et al. Adaptive replanning strategies accounting for shrinkage in head and neck IMRT. *Int J Radiat Oncol Biol Phys*. 2009;75:924–932.

6. Sanguineti G, Califano J, Stafford E, et al. Defining the risk of involvement for each neck nodal level in patients with early T-stage node-positive oropharyngeal carcinoma. *Int J Radiat Oncol Biol Phys*. 2009;74:1356–1364.

7. Wojcicka JB, Lasher DE, McAfee SS, et al. Dosimetric comparison of three different treatment techniques in extensive scalp lesion irradiation. *Radiother Oncol*. 2009;91:255–260.

第 5 章

乳腺癌

Steven C. Oh, Rahul D. Tendulkar

一般原则 …………………………………………… 73

全乳腺放射治疗 …………………………………… 76

淋巴结放射治疗 …………………………………… 79

俯卧位乳腺放射治疗 ……………………………… 82

部分乳腺加速放射治疗 …………………………… 84

术后放射治疗 ……………………………………… 86

参考文献 …………………………………………… 90

一般原则

- 乳腺癌患者的放射治疗包括瘤床治疗、胸壁治疗和广泛区域淋巴结放射治疗。
- 患者和疾病因素指导治疗技术的选择。
- 在制订保乳手术和根治手术的放射治疗计划时,采用通用原则。

定位、固定和模拟扫描

- 定位:从颈部到上腹部行层厚 3mm 的螺旋 CT 扫描。
- 固定:患者取仰卧位或俯卧位(对于乳腺丰满或下垂的患者)。
  ○ 可定制支架、分度倾斜乳腺板和俯卧固定装置,以优化治疗计划。

- ○ 调整外部光子束照射的位置,以控制乳腺下皱褶的皮肤接触。
- ○ 通过移动和固定对侧乳腺以及俯卧定位技术,可以避免照射对侧乳腺。
- ○ 脚踏板和膝关节支架有助于防止患者滑下乳腺板。将乳腺板连接到治疗台上,使固定系统更加坚固,从而使治疗更具重复性。
- 模拟扫描:不透射线的金属丝用于勾画靶区和所有手术瘢痕。

靶区和兴趣器官确定

- 乳腺:临床和影像学定义的所有乳腺组织。
- 乳腺肿瘤切除术后残腔
  - ○ 包括所有接受乳腺部分切除术治疗的患者。
  - ○ 残腔包括血肿,可结合体检、CT、超声和手术夹[1]来识别。
- 胸壁通过体外射束保乳疗法的标记来勾画。
- 淋巴系统
  - ○ 腋窝淋巴结群以胸小肌为参照物——Ⅰ组淋巴结位于外侧,Ⅱ组淋巴结位于深部,Ⅲ组淋巴结位于胸小肌的内侧(图5.1)。
  - ○ SCV淋巴结组参照腋静脉。
  - ○ 内乳(IM)淋巴链射野包括前3个肋间隙的内乳淋巴结。

治疗计划

- 基于CT的3D计划比2D计划更受青睐,可以减少正常组织剂量并更好地勾画靶区。
- 分段治疗计划和IMRT可分别提高剂量均匀性和适形度。

关键结构

- 心脏:尤其与左侧乳腺癌和内乳射野的治疗相关。
  - ○ 全心剂量<40Gy。
- 肺:尤其与SCV野(与下乳腺或胸壁切线野衔接)有关。
  - ○ V_{20}<20%。

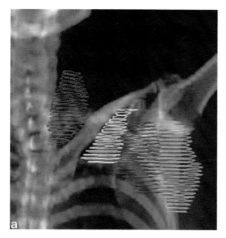

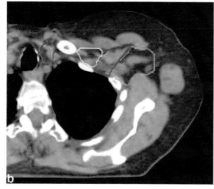

图 5.1 前后位数字重建 X 线图像 (a) 和锁骨近端轴位图像 (b) 显示淋巴结组。绿色表示 I 组；蓝色表示 II 组；黄色表示 III 组；红色表示 SCV 淋巴结。

技术因素

- 6MV 光子穿透<23cm；更大的穿透深度可能需要更高能量的光子。
  - 使用较高能量的射束可能会使浅表组织剂量不足。
- 剂量均匀性可以通过使用较高能量光子和组织补偿器来提高，包括物理楔形、动态楔形、分段射野技术[2]和 IMRT[3]。
- 瘤床加量射野通常使用对穿电子束。
  - 电子能量选择 80% 或 90% 等剂量线 (IDL) 覆盖瘤床 (CTV)，并有 2cm 外扩范围。

- 剂量分布通过异质性校正进行计算。
- 优化计划,使剂量变化不超过 8%,最大剂量不超过处方剂量的 15%。
- 特殊情况:可能需要呼吸门控和(或)深吸气屏气技术来降低正常组织剂量。

全乳腺放射治疗

引言

- 保乳技术包括全部和部分乳腺放射治疗。
- 联合应用光子野和电子野。

定位、固定和模拟扫描

- 固定:患者仰卧在倾斜的乳腺板上(通常为 10°~15°),同侧手位于头部上方;头部向对侧乳腺旋转。
  - 乳腺板成一定角度,使胸壁平行于工作台,以减少准直器的使用量。
  - 为了避免填充物效应, 可以使用额外的固定来限制乳腺下皱褶的皮肤接触(例如,定制网状胸罩或模具)。
  - 为避免照射对侧乳腺,可以通过旋转机架和(或)移动和固定对侧乳腺来实现。
- 模拟扫描:放置不透射线的金属丝来勾画切线野和所有手术瘢痕(图 5.2)。
  - 等中心置于距表面以下至少 D_{max} 深度,通常位于中心或更深的位置。

保乳——外部靶区和兴趣器官确定

- CTV =残留乳腺组织和乳腺肿瘤切除残腔。

治疗计划

- 切线野

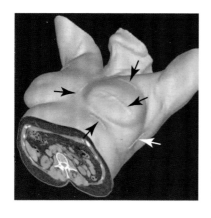

图 5.2　模拟扫描——手臂置于头部上方,用不透射线的金属标记物(箭头所示)勾画靶区和瘢痕。

○ 射野边界：射野边界是将不透射线的金属丝固定在皮肤上来确定的。

• 上界:乳腺组织上方 1cm(通常在锁骨下侧或胸骨柄关节处)。

• 下界:乳腺下皱褶以下 2cm。

• 内界:胸骨中部。

• 外界:腋中线。

• 应根据肿瘤切除术残腔的位置和复发风险较高的区域来修改切线野边界的位置。

○ 内侧和外侧切线:包含所有乳腺,光子束的后边缘穿过内侧和外侧不透射线的金属标记物。

• 旋转机架,以实现后部边界平整。

• 旋转准直器,将射野中的肺体积减少到 3cm 或更少(通常为 2cm),可向前 2cm(图 5.3a)。

• 选择额外照射腋窝时,高切线野的边界通常考虑在肱骨头水平(图 5.3b)。

• 旋转工作台或挡块可以置于切线野的上部,以减少射线扩散到衔接的 SCV 野中。

• 对肿瘤靠下的患者应用心脏挡块时要小心,因为可能会出现瘤床剂量不足的情况[4]。

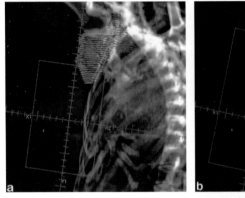

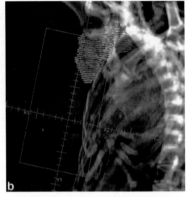

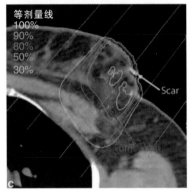

图 5.3　标准乳腺切线野 (a) 和 "高" 乳腺切线野 (b)。绿色表示 Ⅰ 组；蓝色表示 Ⅱ 组；黄色表示 Ⅲ 组；红色表示 SCV 淋巴结。加量野 (c) (15MeV 电子，SSD=100cm)。

- 使用组织补偿器 (如物理或动态楔形板) 可以提高剂量均匀性。
  - 考虑到对侧乳腺的散射辐射剂量，避免使用内侧物理楔形板。
  - 分段射野技术可以减少接受高剂量的热点。
    - 正向计划用于不同大小射野的多阶段放射治疗，可以阻断射野中高剂量的部分。
    - IMRT 可以实现类似的效果。
- 加量野
  - 乳腺肿瘤切除残腔可在定位 CT 图像上勾画。超声有助于勾画乳腺肿瘤切除残腔，特别是当乳腺组织致密且血肿和 (或) 瘤床较小时[5]。

◦ 对穿野包含瘢痕和肿瘤切除术残腔边缘 2cm。

◦ 选择的电子束能量 80%~90% 等剂量线要包括乳腺肿瘤切除残腔（通常为 9~16MV 电子；图 5.3c）。

剂量/分次数

- 整个乳腺的常规分割放射治疗方案为 45~50.4Gy/1.8~2Gy/fx，约 5 周。
- 大分割治疗方案：每天 40~42.5Gy/2.66Gy/fx 和隔天 39Gy/3Gy/fx[6,7]。
  ◦ 通常限于内外侧间距 ≤25cm 的患者[6]。
- 加量照射剂量通常为 10~16Gy/2Gy/fx。

淋巴结放射治疗

引言

- SCV 和内乳淋巴结放射治疗用于局部复发风险较高的患者。
- 淋巴结治疗计划的主要技术考虑是乳腺和胸壁切线野的射野衔接。

定位、固定和模拟扫描

- 如"一般原则"部分所述，对患者进行定位和固定。
- 为了使 SCV 光子野与乳腺切线野衔接，切线野可以考虑两种技术。
  ◦ 多等中心技术
    - 乳腺切线野的设置见"保乳——外部靶区和兴趣器官确定"。
    - 对于每个切线野，旋转工作台远离机架，以更好地消除散射。
    - 角块必须置于切线野的上部，以避免准直切线野重叠。
  ◦ 单等中心技术
    - 等中心置于射野交界处，这是切线野的优势。
    - 半束挡块用于更好地消除散射。
    - 多叶准直器用于勾画 2~3cm 的肺部适形野。
    - 这项技术受射野大小的限制，并且不能在切线野上旋转准直器。

靶区和兴趣器官确定

- 使用锁骨下血管和肋间隙作为参照[8]。静脉对比增强有助于勾画淋巴结区域。
- SCV 野包括腋窝上淋巴结(Ⅱ组和Ⅲ组)、锁骨下淋巴结和 SCV 淋巴结。
- 内乳淋巴结边界
  - 包含第 1~3 肋间隙。
  - 内侧边界是同侧胸骨边缘;如距离胸骨>1cm,则位于内乳血管内侧 1cm 处。
  - 靶区两侧为内乳血管外扩 5mm,后界为胸膜,前界为内乳血管前缘[9]。

治疗计划

- SCV 野(图 5.4a)
  - 上界:环状软骨下缘,确保皮肤不被照射。
  - 下界:锁骨头下缘(等中心点水平)。置于锁骨头下缘之上可能会导致 SCV 野的Ⅲ组淋巴结剂量不足[10]。
  - 内界:椎弓根。
  - 外界:如果腋窝淋巴结是目标靶区,则外界为肱骨头外侧;相反,如果腋窝淋巴结不是目标靶区,则外界为肱骨头内侧。肩锁关节通常被阻挡在上外侧。
  - 旋转机架,使 SCV 野避开脊髓,呈 10°~15°。
  - 在下方使用半束挡块。
  - 处方剂量深度以往是 3cm,然而,随着 CT 计划的应用,所勾画的靶区能够确保足够的处方剂量[11]。
- 腋窝加量野(图 5.4b)
  - 对于腋窝治疗失败的高风险患者,可以使用后前野来补充腋中面的剂量。

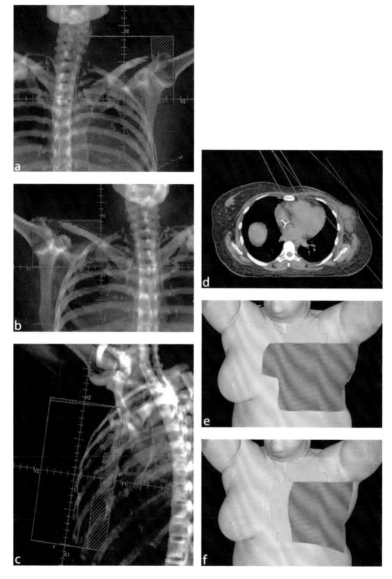

图 5.4 (a)SCV 野。(b)腋后加量。(c)深切线野(红色所示为内乳淋巴结),衔接内乳淋巴结电子野(d)。(e)部分宽切线野投影。(f)衔接切线野的电子野用于治疗乳腺切除术后女性的内乳淋巴结。衔接的电子野可以被分成不同能量的多个野,以避免心脏和肺等深层结构被照射。

◦ 前后 SCV 野以相同方式模拟;但需使用肺部挡块,同时上内侧边界移至锁骨边缘。

◦ 也可以考虑 IMRT [12]。

- 内乳野(图 5.4c~f)

  ◦ 可以通过扩大切线野或衔接单独的内侧电子野,以缩小切线野来治疗内乳淋巴结[13]。技术选择取决于患者的解剖结构,同时也要考虑正常组织毒性风险[9]。

  ◦ "宽"或"深"切线野通过将内界向对侧乳腺移动来包括内乳淋巴结;然而,增加了肺的剂量。

  ◦ 部分宽切线野治疗内乳淋巴结,并避免心脏被光子野照射(图 5.4c,e)。电子野可以补充被部分宽切线野阻挡的胸壁剂量。

  ◦ 与光子切线野衔接的电子野具有一定角度,导致等剂量线的弯曲(图 5.4d,f);电子野宽度至少应为 4cm,以允许足够的剂量建成。也可考虑衔接光子野或混合光子野/电子野(通常为 20:80 或 30:70)。

剂量/分次数

- SCV 野:45~50Gy/1.8~2Gy/fx,每天照射 1 次。
- 同步给予腋窝加量野,腋窝中平面剂量通常达 45Gy。
- 内乳野:45~50Gy/1.8~2Gy/fx,每天照射 1 次。

俯卧位乳腺放射治疗

引言

- 俯卧位有助于对乳腺丰满或下垂的患者进行放射治疗。
- 俯卧定位的优点

  ◦ 靶组织的运动远离胸壁。

  ◦ 减少皮肤褶皱。

  ◦ 减小照射野中的肺或心脏体积。

- 俯卧定位的缺点

○ 心脏前移(近胸壁瘤床的一个特定缺点)。

○ 射野成像受定位装置的影响。

○ 光子野显示困难。

○ 患者定位不舒服。

○ 无法治疗区域性淋巴结。

定位、固定和模拟扫描

■ 患者俯卧在一个特别设计的固定装置上,手臂举过头顶,使同侧乳腺自然下垂,远离胸壁(图 5.5a,b)。

■ 对侧乳腺外移,以免干扰切线野(图 5.5c)。

■ 同侧乳腺用不透射线的金属丝标记,如仰卧位所述。切线野的设计与仰卧位相同;然而,它们通常包括较少的肺组织(通常称为"咬肺",图 5.5d)。相对于仰卧位,俯卧位时胸壁和乳腺移动最小。

■ 如果不能对瘤床进行对穿加量照射,可能需要在仰卧位重复模拟扫描。

靶区和兴趣器官确定

■ 如同仰卧定位一样,射野包括乳腺组织和乳腺切除术的 CTV。

■ 与仰卧位相反,射野通常包括较少的肺组织。因此,胸壁部分可以接受更少的剂量。可以基于肿瘤的位置来调整治疗野所包括的胸壁范围。

治疗计划

■ 俯卧位的治疗计划原则上与仰卧位相同。

■ 主要剂量学优势是乳腺下皱襞处的皮肤褶皱减少,射线穿透深度减小。

■ 胸壁和肺接受的剂量比仰卧位要少(图 5.5e)。

剂量/分次数

■ 俯卧位的剂量和分次数与仰卧位相同。

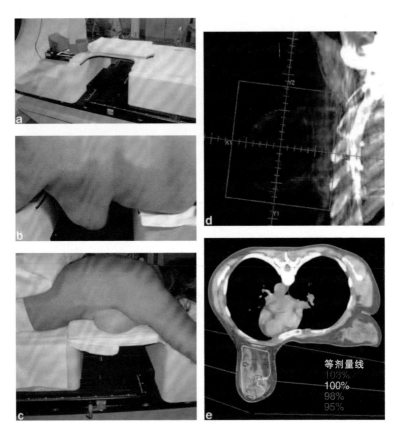

图 5.5　(a)俯卧定位装置。(b)左侧乳腺癌患者俯卧,易于让乳腺组织向前移动。(c)对侧乳腺向后移位。(d)典型的治疗野。(e)使用 6MV 光子,"野中野"技术,不使用楔形板,处方剂量为 98% IDL,实现等剂量分布。

部分乳腺加速放射治疗

引言

■ 球囊导管近距离放射治疗、多通道插植近距离放射治疗、术中放射治疗和使用光子或电子野的 3D CRT 是主要的治疗技术。

- 本文将根据 NSABP B-39/RTOG 0413 协议,仅讨论球囊导管近距离放射治疗技术。

模拟扫描

- 术中或术后在超声引导下将球囊置于乳腺肿瘤切除术后瘤床内。
- 球囊充满混有 1~2mL 对比剂的盐水(30~70mL)。
- 患者仰卧,同侧手置于头部上方;头部转向对侧乳腺。
- 对从下颌骨到乳腺下皱褶下数厘米(包括整个肺)的范围进行 CT 成像。

靶区和兴趣器官确定

- PTV:球囊周围外扩 10mm,减去球囊体积。距离皮肤表面 5mm 的区域和胸壁/胸肌区域,不包括在 PTV 内。
- 球囊周围的空气和液体勾画出来。

治疗计划

- 组织–球囊适形性:%PTV(空气体积/PTV×100%)应≥90%。如%PTV<90%,即 PTV 位移百分比>10%,则不能达到足够的 PTV 覆盖率。≥90%的处方剂量应覆盖 PTV 的 90%或以上。
- 球囊对称性:球囊的几何形状应在预期尺寸 2mm 以内。
- 最小球囊源皮距:≥7mm 最佳;5~7mm 也可以接受。皮肤剂量最大值为处方剂量的 145%或更低(图 5.6)。
- 正常组织剂量体积参数:接受 150%(V_{150})和 200%(V_{200})处方剂量的组织体积分别限制为 50mL 或更低、10mL 或更低。
- 未受累的正常乳腺:<60%的全乳腺体积应接受 50%或更大的处方剂量。从乳腺体积中减去球囊体积。

剂量/分次数

- 近距离放射治疗:高剂量率(HDR)时,在距球囊表面 1cm 处的处方剂量为 34Gy/10fx。治疗在 5~7 天内完成,每天 2 次,治疗间隔≥6h。

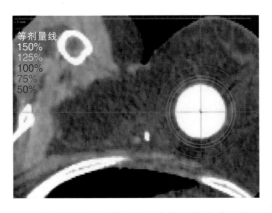

图 5.6 接受近距离放射治疗的女性患者，球囊导管在位；可见 ^{192}Ir 源的 50%~150%等剂量线。

- 3D CRT：38.5Gy/3.85Gy/fx，5~7 天，每天 2 次（BID），治疗间隔≥6h。

术后放射治疗

引言

- 乳腺切除术后放射治疗包括胸壁治疗，并可外扩至靶向淋巴结区域。
- 光子野和电子野的组合可用于个体化治疗。
- 技术包括标准切线野（±衔接内乳淋巴结野）、电子野、宽切线野和部分宽切线野。"反曲棍球棒"技术包括 AP/PA 光子野治疗 SCV 淋巴结和胸壁外侧，衔接内侧电子野治疗胸壁内侧和内乳淋巴结（这在本节中不讨论）。
- 当术后放射治疗是整体治疗计划的一部分时，不建议行即刻乳房重建[14]。可优先考虑延迟或二期重建。乳腺重建面临的挑战包括：
  ○ 内乳淋巴结覆盖可能达不到要求。
  ○ 切线角度选择可能会受到影响。
  ○ 抵消了单纯电子线胸壁放射治疗的灵活性。

定位、固定和模拟扫描

- 患者仰卧于乳腺板上,按照"一般原则"部分所述进行 CT 扫描。
- 对侧乳腺组织或放射外科治疗前进行的测量,可用于勾画射野上界、下界、内界和外界(特别是对炎性乳腺癌患者和接受双侧乳腺切除术的患者)。
- 用贴在皮肤上的不透射线的金属丝做标记,与保乳手术中的标记相似(锁骨头下缘、胸骨内侧、腋中线、对侧乳腺下皱褶水平以下 2cm)。
- 光子切线野(图 5.7a)
  - 内、外切线野的确定:射线的后边缘穿过内侧和外侧不透射线标记物。
  - 挡块和工作台旋转用于减少衔接 SCV 野内的散射。
  - 内界可移向对侧乳腺/胸壁,以提供额外的内乳淋巴结覆盖(即宽或部分宽切线野,见"淋巴结放射治疗"部分)。
  - 对于光子切线野,等中心点置于距皮肤表面至少 D_{max} 处。
- 电子野(图 5.7b)
  - 在勾画胸壁靶区后,该野被分成多个对穿野(通常为 2 个野)。
  - 每个野的等中心点位于皮肤表面。
- 加量野:使用对穿电子覆盖瘢痕,外扩 3~5cm,其能量足以使 90% IDL 包含皮肤–胸壁的厚度(图 5.7c)。
- "淋巴结放射治疗"部分描述了衔接淋巴结野。

靶区和兴趣器官确定

- CTV =整个胸壁(皮肤表面到肋骨–软组织界面)。
  - 内乳淋巴结通常被包括在内,尽管不是特定靶区,除非疾病因素需要这样做。
  - 如同侧 SCV 为靶区,应对其进行勾画。
- 如果局部复发的风险很高(例如,切缘/近切缘阳性和炎性乳腺癌),可以考虑瘢痕加量照射。

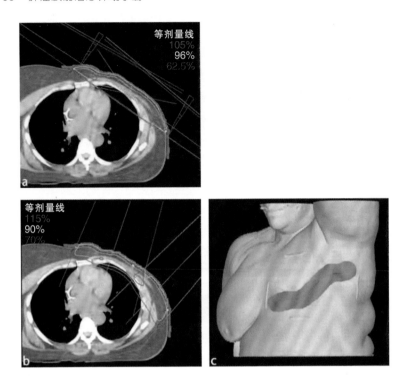

图 5.7   光子野切线(a)衔接电子野(b)的等剂量分布。光子野使用混合 6MV 和
10MV 光子,并使用 5mm 组织等效填充物,25°楔形板,96%等剂量线。电子野可使
用 9MV 电子内侧野和 12MV 电子外侧野,在皮肤表面使用 5mm 组织等效填充物,
SSD=100cm。电子加量放疗:对乳腺手术瘢痕行对穿加量照射,外扩 3cm(c)。

- 勾画肺和心脏体积。

治疗计划

- 组织等效填充物可以在模拟扫描时应用或虚拟模拟建模。
- 对于患有炎性乳腺癌的患者和其他患者,可在治疗开始时使用填充
  物,并滴定测量效应,以达到治疗结束时出现红斑的目的。
  ○ 每天或每隔一天可使用 3~10mm 的填充物,并定期评估皮肤红斑。

- ○ 当确定等效填充物的持续使用时间时,必须考虑临床诊断。
- ■ 除非因组织扩张器中存在金属成分而产生伪影, 否则应进行剂量不均一性校正。
- ■ 光子切线野
  - ○ 治疗处方剂量通常为 95% 等剂量线。
  - ○ 优化剂量均匀性可能需要组织补偿器(例如,物理楔形板、动态楔形板和 IMRT)。
  - ○ 标准切线野通常覆盖的内乳淋巴结较少;通常获得较低的 V_{20}。
  - ○ 治疗内乳淋巴结的部分宽切线野可能有助于减少心脏剂量。
- ■ 电子野
  - ○ 射野重叠区,也称为"热点衔接",可以确保交界处被充分覆盖;然而,可能会导致明显的交界处纤维化。
  - ○ 每放疗 5 分次将交界线移动 0.5cm,可降低交界处纤维化的风险。
  - ○ 选择电子能量,使 90% IDL 包含胸壁至前胸膜表面的厚度(通常为 6~12MV 电子);这也将作为处方等剂量线。

剂量/分次数

- ■ 胸壁和淋巴结节区域的剂量通常为 45~50.4Gy/1.8~2Gy/fx,每天 1 次。
- ■ 加量野剂量为 10~16Gy/2Gy/fx。
- ■ 炎性乳腺癌:胸壁和区域淋巴结照射剂量可以为 51Gy/1.5Gy/fx,BID (间隔时间≥6h),随后用 15Gy 电子线对胸壁进行加量照射。治疗结束时有时会立即出现红斑。
- ■ 在高危病例中,腋窝中部可以补量(见"淋巴结放射治疗")。

(王振　王骏　姚志峰　陈夏玲　黎蕾　杨一宁　译)

参考文献

1. Goldberg H, Prosnitz RG, Olson JA, et al. Definition of postlumpectomy tumor bed for radiotherapy boost field planning: CT versus surgical clips. *Int J Radiat Oncol Biol Phys.* 2005;63:209–213.

2. Ludwig V, Schwab F, Guckenberger M, et al. Comparison of wedge versus segmented techniques in whole breast irradiation: effects on dose exposure outside the treatment volume. *Strahlenther Onkol.* 2008;184:307–312.

3. Descovich M, Fowble B, Bevan A, et al. Comparison between hybrid direct aperture optimized intensity-modulated radiotherapy and forward planning intensity-modulated radiotherapy for whole breast irradiation. *Int J Radiat Oncol Biol Phys.* 2009;76:91–99.

4. Raj KA, Evans ES, Prosnitz RG, et al. Is there an increased risk of local recurrence under the heart block in patients with left-sided breast cancer? *Cancer J.* 2006;12:309–317.

5. Berrang TS, Truong PT, Popescu C, et al. 3D ultrasound can contribute to planning CT to define the target for partial breast radiotherapy. *Int J Radiat Oncol Biol Phys.* 2009;73:375–383.

6. Whelan T, MacKenzie R, Julian J, et al. Randomized trial of breast irradiation schedules after lumpectomy for women with lymph node–negative breast cancer. *J Natl Cancer Inst.* 2002;94:1143–1150.

7. Bentzen SM, Agrawal RK, Aird EG, et al. The UK Standardisation of Breast Radiotherapy (START) Trial A of radiotherapy hypofractionation for treatment of early breast cancer: a randomised trial. *Lancet Oncol.* 2008;9:331–341.

8. Madu CN, Quint DJ, Normolle DP, et al. Definition of the supraclavicular and infraclavicular nodes: implications for three-dimensional CT-based conformal radiation therapy. *Radiology.* 2001;221:333–339.

9. Pierce LJ, Butler JB, Martel MK, et al. Postmastectomy radiotherapy of the chest wall: dosimetric comparison of common techniques. *Int J Radiat Oncol Biol Phys.* 2002;52:1220–1230.

10. Garg AK, Frija EK, Sun TL, et al. Effects of variable placement of superior tangential/supraclavicular match line on dosimetric coverage of level III axilla/axillary apex in patients treated with breast and supraclavicular radiotherapy. *Int J Radiat Oncol Biol Phys.* 2009;73:370–374.

11. Liengsawangwong R, Yu TK, Sun TL, et al. Treatment optimization using computed tomography–delineated targets should be used for supra-clavicular irradiation for breast cancer. *Int J Radiat Oncol Biol Phys*. 2007;69:711–715.

12. Wang X, Yu TK, Salehpour M, et al. Breast cancer regional radiation fields for supraclavicular and axillary lymph node treatment: is a posterior axillary boost field technique optimal? *Int J Radiat Oncol Biol Phys*. 2009;74:86–91.

13. Arthur DW, Arnfield MR, Warwicke LA, et al. Internal mammary node coverage: an investigation of presently accepted techniques. *Int J Radiat Oncol Biol Phys*. 2000;48:139–146.

14. Motwani SB, Strom EA, Schechter NR, et al. The impact of immediate breast reconstruction on the technical delivery of postmastectomy radiotherapy. *Int J Radiat Oncol Biol Phys*. 2006;66:76–82.

第 **6** 章

胸部肿瘤

Jason W. D. Hearn，Gregory M. M. Videtic

一般原则 ……………………………………………… 92

非小细胞肺癌 ………………………………………… 95

小细胞肺癌 …………………………………………… 99

胸腺瘤 ………………………………………………… 100

食管癌 ………………………………………………… 101

间皮瘤 ………………………………………………… 103

肺癌立体定向放射治疗 ……………………………… 105

参考文献 ……………………………………………… 108

一般原则

- 胸部放射治疗(TRT)计划的一般原则也适用于其他恶性肿瘤，包括模拟扫描技术、剂量限制结构的定义、剂量限制和光子束设置。
- 特定剂量的处方由肿瘤类型和治疗方法决定，无论是术前、根治性或术后治疗。

定位、固定和模拟扫描

- 体积治疗计划：在平面上进行 CT 模拟扫描，以勾画 GTV。
- 患者体位：仰卧位，双臂举过头顶。

- 固定
  - 许多系统(如真空垫和热塑模具)都可以在市场上买到,以一种可重复的、对患者友好的方式将上臂固定在头部上方。
- 肺尖沟瘤可能需要双手叉腰。
- 定位:从环状软骨水平到肋骨最低点(包括肝脏)进行连续 3mm 层厚螺旋 CT 采集。
- 对比剂:根据临床指征。
  - 口服对比剂显示食管。
  - 静脉造影显示主要血管。
- 最好对患者进行治疗体位的 FDG-PET/CT 扫描。
  - 否则, 在模拟扫描之前进行的 PET 分期图像需要与模拟 CT 图像配准,用于勾画轮廓,注意患者体位和检查床的差异。
- 靶区
- 呼吸引起的运动必须被识别,并尽量控制。有一系列有效的控制方法(详见第 2 章)。
  - 4D CT 扫描。
  - 机械固定/限制肿瘤移动。
  - 门控/基准点。
  - 自由呼吸。

靶区和兴趣器官确定

- 关于各种靶区(GTV、CTV 和 PTV)定义的完整描述,应参考 1993 年 ICRU 62 号文件。
- 正常解剖结构常规识别
  - 肺:左右分开做,然后合并成双肺体积。
  - 心脏:从基底部(RTOG 定义:从升主动脉起始处的 CT 层面开始,包括大血管)到心尖。
  - 食管:从环状软骨底部到胃食管连接处。
  - 脊髓:应在每个 CT 层面上勾画轮廓。

○ 臂丛、胃、肝、肾和其他结构:根据临床情况和肿瘤位置确定。

治疗计划

- **3D CRT**:已发表的结果主要基于 TRT 计划,结合共面或非共面三维适形野,没有异质性校正或未考虑肿瘤运动。
- **IMRT**:越来越多地用于胸部。行 IMRT 时,临床医生必须能够控制呼吸运动以限制偏移。
  - 国家癌症研究所"IMRT 使用指南"网址如下:www.qarc.org/protocols/IMRTGuidelines.pdf。
- 按以下顺序制订计划时,优先考虑正常组织剂量限制:
  - 脊髓:剂量限制优先级别最高,不考虑其他限制。
    - 任何≥0.03mL 的连续体积不得超过 50.5Gy。
  - 肺:接受>20Gy(V_{20})的部分占总肺体积的百分比不应超过 37%。或者,平均肺剂量最好<20Gy。
    - 肺总体积=双肺体积减去 CTV。
  - 食管:平均剂量最好<34Gy,但不是绝对要求。V_{55}<33%可作为另一个参考值。
    - 心脏(整个器官的比例)
      ◇ <1/3:60Gy。
      ◇ <2/3:45Gy。
      ◇ <3/3:40Gy。
      ◇ 越来越多地推荐平均剂量<30Gy。
  - 臂丛≤66Gy。

技术因素

射束能量

- 光子能量:6~10MV;不建议在肺组织中使用高能光子(>10MV),因为光子束半影增加,光子束边缘变得不锐利。此外,肿瘤的外缘可能会剂量过低(由于剂量建成区更大),尤其对于较小射野。

射束成形

- 多叶准直或不同形状的(5HVL)定制挡块,用于正常组织防护。

异质性校正

- 以往,TRT 计划使用"未修正的"剂量计算,用等效水代替所有人体组织,即假设组织电子密度均匀的均匀剂量沉积。
- 目前,TRT 区分胸部各组织的异质性,以更恰当地预测剂量沉积、正常组织毒性和预后。因此,现在建议在一般治疗计划中进行异质性校正(更多的细节见第 1 章)。

影像引导放射治疗(IGRT)

- 市场上有多种形式的 IGRT,其中一些包括锥形束 CT、移动式 CT、正交 X 线图像、红外跟踪和基准系统。
- 影像引导的应用提高了治疗设置和照射的可靠性,因此,在某些情况下,可能允许减少每日设置边缘。

质子束放射治疗(PBRT)

- 胸部放射治疗中使用 PBRT 是一个热门的研究领域,因为它对正常组织毒性有潜在影响。
- 由于运动对质子剂量测定有明显影响,在 TRT 治疗中使用 PBRT 具有挑战性。

非小细胞肺癌

TRT 适应证

- 根治性 TRT 联合同步化疗是Ⅲ期不可切除非小细胞肺癌(NSCLC)患者和特定的不可切除Ⅱ期患者的标准方案。
- 术前或术后 TRT 可能适用于特定的Ⅱ期或Ⅲ期 NSCLC 患者。

靶区确定

A.根治性 TRT(图 6.1)

- GTV=原发肿瘤+可见的临床阳性淋巴结[CT 图像上短轴>1cm,或治疗前 PET 显示 SUV>3],并且有组织学证实累及淋巴结(纵隔镜检查、支气管内超声引导活检等)。
  - 使用"肺窗"勾画原发肿瘤。
  - 体积可能不规则或不连续。
- 在肺叶/肺段萎陷的情况下,PET 扫描可能有助于区分肿瘤与肺积液/肺不张。
- CTV=GTV + 0.5~1cm,以考虑微观扩散。
  - 如果使用 ITV,CTV=ITV + 0.5~1cm。
  - 预防性淋巴结照射(ENI)

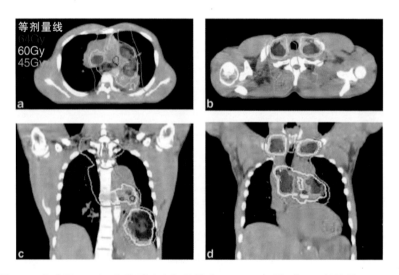

图 6.1　患者男,50 岁,左肺下叶小细胞肺癌,T2aN3M0 ⅢB 期,双侧锁骨上(SCV)累及野 60Gy/30fx,同步化疗。(a,b)轴位图像;(c,d)冠状位图像。CTV 用红色表示,PTV 用绿色表示。

- 直到最近,美国的标准 TRT 实践开始对非临床受累的肺门、纵隔和(或)锁骨上淋巴结区域进行预防性照射。
- 现代成像技术(尤其是 PET)和淋巴结复发模式的研究已经将实践从预防性照射淋巴结转变为仅照射靶区中严重受累或高危的淋巴结区。
- 仍是一个研究领域。
  ○ PTV(将反映运动控制方法和任何 IGRT 使用)
  ○ 屏气或门控(非 ITV)方式
  - PTV 边缘=CTV+上/下方向 1cm,轴向 0.5cm 外扩,每天成像。
  ○ ITV 方式
  - PTV=CTV+ 0.5~1cm。如每天使用 IGRT,边界可降至 0.5cm。
  - 自由呼吸,非 ITV 方式。
  - PTV=CTV+上/下方向 1.5cm,轴向至少 1cm 外扩。

B.术前放射治疗(图 6.2a,b)

- GTV、CTV、PIV:定义见上文 A 部分。
- 考虑因素
  ○ 包含受累淋巴结的邻近淋巴结。
  ○ 如存在跳跃转移,则包含受累淋巴结与转移部位之间的淋巴结。

C.术后 TRT(图 6.2c,d)

- 参考术前影像(CT 和 PET)、手术记录、病理报告和任何其他分期检查/活检(如果有)。
- CTV 至少应包括:
  ○ 支气管残端
  ○ 同侧肺门
  ○ 病理显示的受累淋巴结
- 考虑因素
  ○ 包含受累淋巴结邻近的淋巴结。

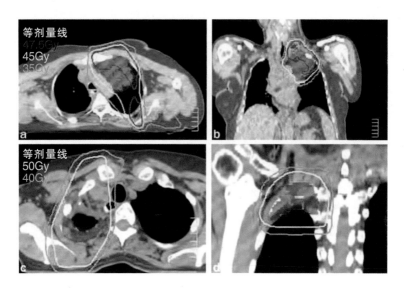

图 6.2　患者女,45 岁,左肺上沟瘤,ⅡB 期,T3N0M0,轴位(a)和冠状位(b)图像,该患者接受新辅助化放疗(45Gy/25fx,同时使用顺铂和依托泊苷),以及切除和辅助化疗(CTV 以红色显示)。(c)为一名 59 岁女性的轴位和(d)冠状位图像,右肺上叶非小细胞肺癌(NSCLC),ⅡB 期 T3N0M0,胸壁边缘可疑,进行 s/p 切除,接受辅助放射治疗(50Gy/25fx)和化疗(序贯化疗,红色显示为 CTV)。

- ○ 如存在跳跃转移,则包括受累淋巴结与转移部位之间的淋巴结。
- ■ 边缘阳性/囊外扩散时的 CTV 应参考:
  - ○ 术前 GTV
    - • 手术夹
    - • 手术报告
    - • 病理学报告

治疗计划

剂量/分次数

- ■ A.根治性 TRT:60Gy/2Gy/fx。

  图 6.3 是根治性 TRT 的代表性 DVH。

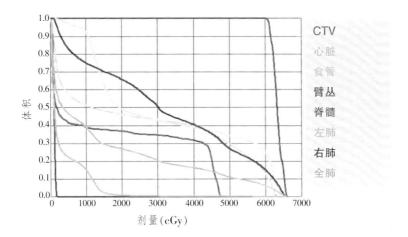

图 6.3　患者女,65 岁,ⅣA 期非小细胞肺癌(NSCLC),采用 4 野技术以 60Gy/30fx
治疗后,根治性化放疗的剂量–体积直方图。

- B.术前 RT:45~50.4Gy/1.8~2Gy/fx,4~6 周后进行手术。
- C.术后 TRT
  - R0 切除:45~50Gy。
  - R1 切除:54~60Gy。
  - R2 切除:60~66Gy 用于大体残留病变。
  - 推荐 2Gy/fx。

小细胞肺癌

TRT 适应证

- "早期开始"TRT(第一或第二周期化疗[1,2])被推荐用于局限期疾病的
  根治性治疗。

靶区确定

- GTV=原发性肿瘤和受累淋巴结(PET 阳性或 CT 显示直径>1cm)。

- CTV=GTV + 1.5~2cm。
    - 预防性淋巴结照射(见"非小细胞肺癌")。
        - 预防性淋巴结照射仍有争议,但一般也不推荐。
- PTV=CTV+0.5~1cm,取决于肿瘤运动控制。
- 特殊考虑
    - TRT 前化疗会影响靶区勾画。
    - 化疗后影像学完全缓解的患者,应治疗同侧肺门/纵隔。
    - 当在化疗开始后进行 TRT 时,对比研究了化疗前靶区及对应的化疗后靶区,结果显示,对于原发肿瘤勾画首选化疗后靶区[3]。

剂量/分次数

- 45Gy/1.5Gy/fx,每天 2 次,间隔≥6 小时[4]。
- 替代方案
    - 3 周内完成 40Gy/2.67Gy/fx[2]。
    - 来自非随机对照研究的 70Gy/2Gy/fx。

胸腺瘤

TRT 适应证

- TRT 最常用于胸腺瘤的辅助治疗。辅助 TRT 通常用于胸腺瘤切除术后。
- 根治性 TRT(±化疗),适用于不能手术或手术无法切除的患者。

靶区确定

- 将可用的术前影像与 TRT 计划 CT 图像融合,用于确定靶区。
- GTV=术后一般没有大体残留病变;注意手术夹相对于术前肿瘤的位置。
- CTV=瘤床/切除体积;通常无靶区淋巴结。
- PTV=CTV+1cm;靶运动最小。

治疗计划

- 切除胸腺瘤的经典射野包括:"楔形对"(图 6.4)或 AP/PA 野,前野加强。

剂量/分次数

- R0 切除:45~50Gy。
- R1 切除:54~60Gy。
- R2 切除:60~66Gy 用于大体残留病变。
- 推荐 2Gy/fx。

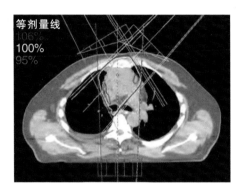

图 6.4　患者男,56 岁,轴位计划 CT 图像,Ⅱ 期胸腺瘤(WHO 分型 C 型)切除后;术后 TRT,60Gy/2Gy/fx,3 野计划(包括一对楔形板),6MV 和 10MV 混合光子束。

食管癌

TRT 适应证

- TRT 在食管癌根治性治疗中的作用具有争议。
- 根据医院和临床医生的偏好,术前、根治性治疗和术后均提倡 TRT。
- 颈段食管癌在以往被认为是不可切除的,并采用根治性 TRT 和(或)化疗进行治疗。

模拟扫描特别注意事项

- 对于颈部和上 1/3 胸部病变,最好使用面罩固定。
- 口服对比剂和静脉注射对比剂可以改善食管肿块或狭窄的可视化,有助于轮廓的勾画。术后不给予口服对比剂。
- 运动补偿技术目前没有明确的作用。

靶区确定

根治性 TRT(图 6.5a)

- GTV=大体肿瘤+PET 阳性区域淋巴结。

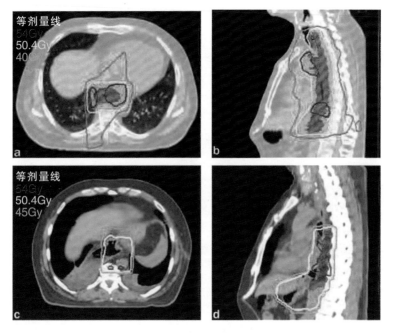

图 6.5　患者男,72 岁,食管远端腺癌,T3N1M0 ⅢA 期,接受根治性化放射治疗(50.4Gy/28fx 轴位(a)和矢状位(b)典型 CT 图像。CTV 用红色显示,PTV 用绿色显示。患者男,55 岁,食管远端腺癌,T3N2M0 ⅢB 期,接受辅助放射治疗(50.4Gy/28 fx),同步化疗。轴位(c)和矢状位(d)图像,CTV 用红色显示。

- CTV=GTV+ 4cm(头足方向)+1cm(四周)。
- PTV=CTV+1~2cm(头足方向)+1cm(四周)。
- 术前/术后 TRT:主要参考根治性治疗野。
  - 在术后设置中,可能需要外扩射野边界。
- 使用 CT 和 PET 图像来勾画原发灶和淋巴结靶轮廓(图 6.5b,c)。

剂量/分次数

- 根治性 TRT:50.4Gy/1.8Gy/fx。
  - 在根治性治疗时,近距离放射治疗采用加量具有争议[5]。
- 术前 TRT:41.4~50.4Gy/1.8~2Gy/fx。
- 术后:45~50.4Gy/1.8~2Gy/fx[6,7]。

间皮瘤

TRT 适应证

- 根治性 TRT 是胸膜外全肺切除术(EPP)后的辅助治疗。
- 引流/活检部位预防性放射治疗(现在非常有争议)。
- 姑息 TRT 应用于不可控的疾病进展带来的疼痛。

模拟扫描特别注意事项

- 用不透射线标记物标记切口/引流部位。
- 考虑在胸壁上放置填充物,以确保瘢痕或任何引流部位,有足够的剂量,外扩 2~4cm。

靶区确定(图 6.6a~c)

- 手术夹有助于内侧膈肌切除前、下缘膈肌附着处和胸骨心包隐窝的勾画。
- GTV 一般不适用。
- CTV=所有同侧胸膜表面,包括从肺尖到肺底的胸壁、心包、膈脚附着

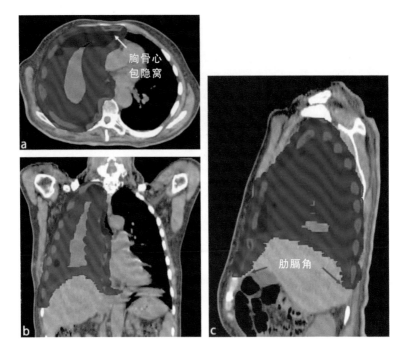

图 6.6　患者男,70 岁,pT2N0M0 期恶性间皮瘤 EPP 后的治疗计划图像;辅助 TRT,54Gy/2Gy/fx;IMRT,10MV 光子。显示轴位(a)、冠状位(b)和矢状位(c)图像,PTV 用蓝色表示。注意肋膈角和胸骨心包隐窝。

处、任何手术网片重建、同侧肺门和纵隔边界,以及所有手术夹。

　○要特别注意识别和勾画膈肌脚的后部和下部。

- 加量野
　○N2 期病变切除后同侧纵隔。
　○阳性边缘/大体残留病变 PTV=CTV+5~8mm 外扩。

剂量/分次数

- R0 切除:同侧半胸 54Gy/2Gy/fx。
- R1 切除:60Gy/2Gy。

计划考虑因素(见 DVH;图 6.7)

- 在辅助 TRT 中推荐使用 IMRT(表 6.1[8,9])。
  - 全肺的平均肺剂量<10Gy。

肺癌立体定向放射治疗

适应证

- 医学上不能手术的 T1/T2N0M0 期 NSCLC。
- 选定患者肺部的单个转移疾病。

模拟扫描特别注意事项

- 牢固固定。
- 肿瘤的运动范围应保持在 1cm 以下(方法详见"一般原则")。

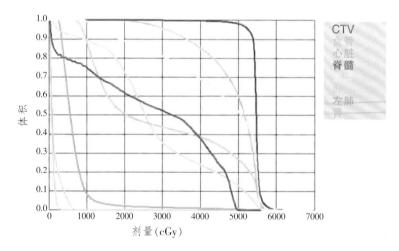

图 6.7　图 6.6 中患者,EPP 后接受 54Gy IMRT 的剂量–体积直方图。

表 6.1　EPP 后 TRT 的 IMRT 推荐[10]

靶或器官	剂量目标或限制
PTV(CTV+5~7mm)	>95%的区域:54Gy
双肺	<20%的区域:>20Gy;<60%的区域:>5Gy;平均剂量<10Gy
肝脏	<30%的区域:>30Gy
肾脏	<20%的区域:>15Gy
心脏	<50%的区域:>45Gy
脊髓	<10%的区域:>45Gy;任何区域剂量不能>50Gy
食管	<30%的区域:>55Gy;平均剂量<34Gy

靶区确定

- GTV=肺部病变,在自由呼吸 CT 扫描"肺窗"上进行勾画。
- CTV=GTV。
- ITV=反映呼吸周期 GTV 运动范围的靶区(图 6.8)。
- PTV=ITV+3~10mm;外扩将反映特定治疗系统的参数、肿瘤运动控制方法和给定机构的剂量计划算法。

治疗计划

- 由 RTOG 0236 协议制订的北美协作组标准。
- 可能包括 3D、IMRT、基于螺旋的方法、射波刀(Cyber Knife®)。
- 计划的总体目标
  - 所有正常胸部结构的勾画。
  - 所有危及器官都有详细的剂量限制,由最大点剂量和体积来确定。
  - 剂量限制因分次治疗计划而异。
  - 处方等剂量曲线覆盖至少 95%的 PTV,严格控制靶区周围的剂量溢出。

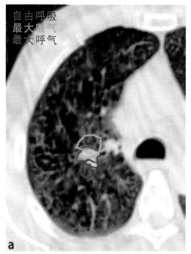

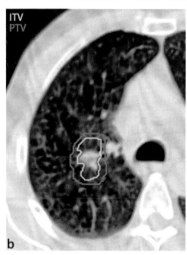

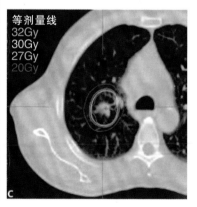

图 6.8　患者男,57 岁,不能切除的右肺上叶 NSCLC,按 SBRT 协议治疗:30Gy/fx。(a)根据 CT 模拟扫描,该图像勾画了自由呼吸(红色)、最大吸气(绿色)和最大呼气(蓝色)时的 GTV。(b)ITV(灰色)是通过结合 GTV 生成的。PTV(浅蓝色)=ITV+5mm。使用 6 弧计划的等剂量分布,6MV 光子, 处方剂量为 80%等剂量线(c)。

剂量/分次数

- RTOG 0236 方案:60Gy/20Gy/fx,间隔>40h 至<7 天,8~14 天;其他常用方案:48Gy/12Gy/fx 和 50Gy/10Gy/fx。

(王振　王骏　姚志峰　陈夏玲　黎蕾　杨一宁　译)

参考文献

1. Jeremic B, Shibamoto Y, Acimovic L, et al. Initial versus delayed accelerated hyperfractionated radiation therapy and concurrent chemotherapy in limited small-cell lung cancer: a randomized study. *J Clin Oncol.* 1997;15:893–900.

2. Murray N, Coy P, Pater JL, et al. Importance of timing for thoracic irradiation in the combined modality treatment of limited-stage small-cell lung cancer. The National Cancer Institute of Canada Clinical Trials Group. *J Clin Oncol.* 1993;11:336–344.

3. Kies MS, Mira JG, Crowley JJ, et al. Multimodal therapy for limited small-cell lung cancer: a randomized study of induction combination chemotherapy with or without thoracic radiation in complete responders; and with wide-field versus reduced-field radiation in partial responders: a Southwest Oncology Group Study. *J Clin Oncol.* 1987;5:592–600.

4. Turrisi AT, III, Kim K, Blum R, et al. Twice-daily compared with once-daily thoracic radiotherapy in limited small-cell lung cancer treated concurrently with cisplatin and etoposide. *N Engl J Med.* 1999;340:265–271.

5. Gaspar LE, Winter K, Kocha WI, et al. A phase I/II study of external beam radiation, brachytherapy, and concurrent chemotherapy for patients with localized carcinoma of the esophagus (Radiation Therapy Oncology Group Study 9207): final report. *Cancer.* 2000;88:988–995.

6. Macdonald JS, Smalley SR, Benedetti J, et al. Chemoradiotherapy after surgery compared with surgery alone for adenocarcinoma of the stomach or gastroesophageal junction. *N Engl J Med.* 2001;345:725–730.

7. Bedard EL, Inculet RI, Malthaner RA, et al. The role of surgery and postoperative chemoradiation therapy in patients with lymph node positive esophageal carcinoma. *Cancer.* 2001;91:2423–2430.

8. Forster KM, Smythe WR, Starkschall G, et al. Intensity-modulated radiotherapy following extrapleural pneumonectomy for the treatment of malignant mesothelioma: clinical implementation. *Int J Radiat Oncol Biol Phys.* 2003;55:606–616.

9. Ahamad A, Stevens CW, Smythe WR, et al. Intensity-modulated radiation therapy: a novel approach to the management of malignant pleural mesothelioma. *Int J Radiat Oncol Biol Phys.* 2003;55:768–775.

10. Miles EF, Larrier NA, Kelsey CR, et al. Intensity-modulated radiotherapy for resected mesothelioma: the Duke experience. *Int J Radiat Oncol Biol Phys.* 2008;71:1143–1150.

第 7 章

胃肠道(非食管)肿瘤

Monica E. Shukla, Kevin L. Stephans, May Abdel-Wahab

一般原则 ……………………………………………… 109

胰腺癌 ……………………………………………… 112

胃癌 ……………………………………………… 117

直肠癌 ……………………………………………… 120

肛门癌 ……………………………………………… 123

肝癌 SBRT ……………………………………………… 128

参考文献 ……………………………………………… 130

一般原则

- 与胃肠道(GI)恶性肿瘤的 EBRT 计划相关的一般原则包括模拟扫描技术、剂量限制结构的定义、剂量限制和计划原则。
- 具体处方剂量取决于肿瘤类型和治疗方法,如前治疗、根治性治疗或术后治疗。

定位、固定和模拟扫描

- 靶区治疗计划(平坦表面 CT 模拟扫描)用于确定 GTV、CTV 和 PTV。
- 患者体位:根据肿瘤部位与分期而定。
- 固定:患者手臂举过头顶。可利用一系列的固定系统。用于小肠移位的"腹压板"可用于部分胃肠道恶性肿瘤。

- 采用 3~5mm 层厚进行连续螺旋 CT 扫描。
  - 从横膈上方到肾脏下方获取胰腺和胃部肿瘤图像。
  - 对于直肠癌和肛门癌，图像扫描范围从 L3 椎体到外肛门标记物下方 6 英寸(约 15.2cm)。
- 对比剂和基准/肿瘤标记物
  - 口服对比剂用于勾画小肠。对比剂通过小肠需要 2h。
  - 静脉造影勾画肿瘤和淋巴结(LN)；或者可将增强 CT 扫描与计划图像进行融合。
  - 钡剂灌肠可能有助于勾画直肠和肛门肿瘤。
    - 在治疗计划中影响非均质性校正，并可能引起肿瘤转移。
    - 如果使用对比剂，还应获得平扫图像，以确定病变的"自然"位置，并有助于异质性校正。
  - 对于直肠和肛门恶性肿瘤，肛门水平的标记有助于确定射野的下界。
  - 对于术后患者，术前影像显示的手术夹位置有助于勾画切除的瘤床。
    - 注意：手术改变了正常的解剖结构，所以手术夹只能作为参考。
    - 手术夹的放置不能反映肿瘤的位置，例如，止血夹与肿瘤切除边缘。

靶区和兴趣器官确定

- 应参考 1993 年 ICRU 第 62 号报告，以全面说明各靶区(GTV、CTV 和 PTV)定义。
- 胰腺癌/胃癌需常规识别的正常解剖
  - 肝脏
  - 小肠
  - 肾脏
  - 脊髓
- 直肠癌/肛门癌需常规识别的正常解剖
  - 小肠

- ○ 膀胱
- ○ 股骨头:向下勾画至坐骨粗隆。
- ○ 外生殖器
- ○ 考虑保留大肠
- ○ 使用 IMRT 时应考虑髂嵴。

治疗计划

治疗

- 2D、基于解剖的治疗计划一直是使用标准,大部分关于治疗结果和毒性的数据都来源于此。非临床累及区域淋巴管的预防性淋巴结照射是此方法的标准。
- 用于治疗胃肠道恶性肿瘤的 3D CRT 现代治疗模式使用基于 CT 勾画的靶区,其中共面 3D 适形野的组合用于 EBRT。
- IMRT 越来越多地用于胃肠道的放射治疗。其主要优点在于降低了对正常组织的毒性。

关键结构

- 脊髓:最大剂量,<50Gy。
- 肝脏:2/3 的器官<48Gy;平均剂量<32Gy(肝功能正常)。
- 肾脏:可在治疗前行肾脏灌注闪烁扫描以评估肾功能。
  - ○ 一个完整肾脏的当量应限制在 20Gy 以下。
  - ○ 整个肾脏的平均剂量<16Gy。
  - ○ 如果患者只有一侧肾功能正常,则将该肾脏的 2/3 排除在照射野之外。
- 小肠:最大点剂量<54Gy;1mL,<50Gy;20mL,<45Gy。相对体积限制:≤10%,54Gy;≤15%,50Gy。
- 胃:最大剂量 54Gy。相对体积限制:≤10%,54Gy;≤15%,50Gy。
- 股骨头:最大剂量 50Gy。

- 髂嵴：≤5%，>50Gy；≤50%，>30Gy(RTOG 0529)[1]。
- 外生殖器：≤5%，>40Gy；≤50%，>20Gy(RTOG 0529)。
- 膀胱：≤5%，>50Gy；≤50%，>35Gy(RTOG 0529)[1]。

技术因素

- 6~18MV 的光子束能量；对于穿透深度较大的患者，通常需要高能量的光子。
- 使用多叶准直器或不同形状(5 HVL)的定制挡块进行光子束成形，以保护靶区外正常组织。
- 异质性校正：如果在计划时采用对比增强 CT 扫描，当在计划时采用异质性校正时，需要密度覆盖或与平扫图像融合。
- 避免在肿瘤附近使用对比剂灌肠，以免移位影响 CT 图像制订计划。

胰腺癌

适应证

- 术后(辅助)化放疗。
- 对于不可切除(T4 期)疾病的根治性化放疗。
- 部分患者术前(新辅助)化放疗。
- 5FU 化放疗。

定位、固定和模拟扫描

- 固定和患者定位
  - 仰卧。
  - 对于不具有前后位/后前位射野的患者，可以考虑俯卧在腹压板上。
- 对比剂和标记
  - 口服对比剂以勾画小肠。

○ 静脉造影显示肿瘤和淋巴结。掌握好胰腺对比剂注射时间将提高病灶检出。

靶区定义

新辅助治疗

- GTV
  ○ 原发肿瘤+临床阳性淋巴结(短径>1cm)。
    - 受累体积最好在对比增强 MRI 或胰腺动态对比增强 CT 图像上勾画。
- CTV
  ○ 可以选择包括原发性淋巴结引流,仅对这些淋巴链中高危的部分进行新辅助治疗。
    - 胰头病变:考虑腹腔、肝门、胰腺上和胰十二指肠淋巴结。
    - 胰尾病变:考虑腹腔、脾脏、外侧胰腺上淋巴结。
- PTV
  ○ PTV=CTV+1cm。

辅助治疗

- GTV
  ○ 无。如果是 STR,则治疗不可切除部分残余的 GTV,包括淋巴结。
- CTV
  ○ 瘤床初始射野加量照射,包括瘤床和引流淋巴结。
    - 术前影像与手术夹融合确定瘤床。
- 胰空肠吻合术和肝管空肠吻合术(如切除整个空肠,则不包括胰管胃吻合术)。
  ○ 风险淋巴结
    - 胰头病变:腹腔(腹腔动脉近端 1~1.5cm)、肠系膜上(肠系膜上动脉近端 2.5cm)、肝门、胰腺上、胰十二指肠上、主动脉旁(T11~

L3)淋巴结。

- 胰尾病变:腹腔、肠系膜上、脾、胰腺外上淋巴结。
- 肝门和胰十二指肠淋巴结的覆盖应尽量用于胰体/尾部病变,但对肾脏可忽略,以满足剂量限制。

- PTV
  - PTV=CTV+1cm。

不可切除

- GTV
  - 原发肿瘤+临床阳性淋巴结(短径>1cm)。
    - 受累体积最好在对比增强 MRI 或胰腺动态对比增强 CT 图像上勾画。
- CTV
  - 以往,在"辅助治疗"中列出的原发性引流淋巴结包括在 CTV 中;因为控制原发性疾病的能力有限,目前的实践趋势是将 CTV 限制为 GTV+1cm,然后是 PTV 外扩。
- PTV
  - PTV=CTV+1cm。

治疗计划

- 4 野技术
  - 初始前后位/后前位野:
    - 上界:T10/T11 椎间隙。
    - 下界:L3/L4 椎间隙。
    - 外界:术前原发肿瘤或大体肿瘤外扩 2~3cm,距离椎体不小于 2cm。
  - 初始侧野
    - 上/下界:与前后位/后前位野相同。
    - 前界:术前原发肿瘤或大体肿瘤前缘 1.5~2cm,离椎体前缘至少 3.5~4cm。

- 后界:将椎体一分为二。

○ 加量野:大体肿瘤或术前原发肿瘤外放 1.5~2cm。

- 射束设置:通常前后位/后前位和包含前后野/后前野和侧野±楔形野的 3 野计划是最常见的。另外,斜野(主要是将侧束斜向前移动)可减少肾脏剂量,非共面射束可能减少小肠剂量(图 7.1 和图 7.2)。

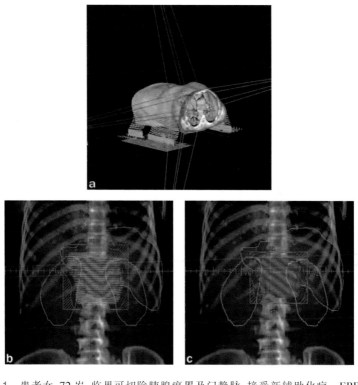

图 7.1 患者女,72 岁,临界可切除胰腺癌累及门静脉,接受新辅助化疗。EBRT 技术:4 野非共面射束设置优化保肝(a)。初始野(b)四周外扩 1cm,挡块上下外扩 1.5cm,覆盖原发肿瘤(红色)和邻近淋巴结引流区域(绿色)。椎下野(c)覆盖原发肿瘤和挡块+1cm 外扩。

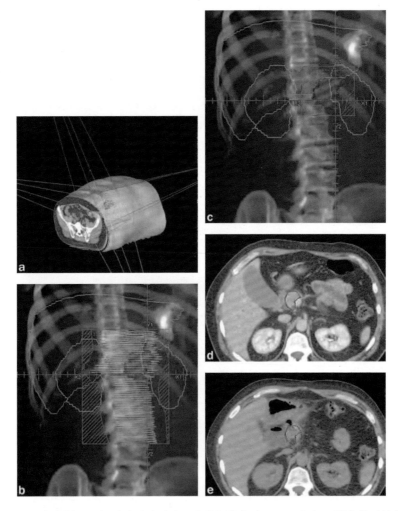

图 7.2   患者男,51 岁,胰头腺癌胰十二指肠切除术后。EBRT 方案:4 野非共面射束
设置优化保肝(a)。初始野(b)覆盖瘤床(红色)和相关的淋巴结(绿色)。椎下野(c)
覆盖瘤床外扩 2cm。术前 CT 图像(d)与计划 CT 图像(e)融合,用于勾画瘤床。

体积计划目标

- 95%的 PTV 应接受至少 95%处方剂量。
- PTV 的任何部分接收的剂量都不应少于处方剂量的 90%。
- 99%的 CTV 应至少接受 95%处方剂量。
- 0.1mL 的组织被限制在 115%处方剂量。
- 1.0mL 的组织(或 5%的 PTV)被限制在 110%处方剂量。
- 5mL 的组织(或 10%的 PTV)最好限制在 105%处方剂量。

剂量/分次数

- 常规分次数:1.8Gy/fx。
- 新辅助放射治疗:CTV 45Gy,GTV 加量至 50.4~54Gy。
- 辅助放射治疗:CTV 45Gy,对瘤床和病理上受累淋巴结加量至 50.4Gy。
- 根治性放射治疗:GTV 50.4~54Gy。

胃癌

适应证

- 术后化放疗是最典型的适应证,对于不可切除的疾病,术前化放疗或根治性化放疗的病例极少。

定位、固定和模拟扫描

- 固定与患者定位
  - 患者仰卧,手臂上举过头顶。
- 对比剂和标记物
  - 口服对比剂以勾画小肠。
  - 静脉造影勾画肿瘤和淋巴结。

靶区确定

辅助治疗

- GTV
  - 如果是 STR,则治疗不可切除部分残余的 GTV,并包括淋巴结。
- CTV
  - 瘤床
    - T1~T2a 期病变切除术后,应选择覆盖瘤床,外扩边界加大。
    - 包括 T2b~T4 所有分期。
    - 术前影像和手术夹融合确定瘤床。
    - 术前内镜检查报告有助于确定瘤床的位置。
  - 残胃(包括与胃食管交界性癌邻接的 5cm 长的正常食管)
    - 如胃周及其他淋巴结受累。
    - 如手术切缘<5cm。
  - 淋巴结
    - 如淋巴结受累或 T4 期病变,风险淋巴结由原发肿瘤的位置决定。
      - 胃食管交界性癌:胃周、食管周围和腹腔。
      - 贲门:胃周、食管周围、腹腔、脾、胰十二指肠、肝门。
      - 体部:胃周、腹腔、脾、胰上、胰十二指肠、肝门。
      - 胃窦/幽门:胃周、腹腔、胰上、胰十二指肠和肝门。

不可切除

- GTV
  - 原发肿瘤+计划 CT 上所见的临床阳性淋巴结(短径>1cm)。
    - 内镜检查有助于确定肿瘤的位置。
    - 静脉对比剂有助于淋巴结体积的确定。
    - 口服对比剂(模拟扫描前 5min)有助于 GTV 的确定。
    - MRI 或 PET 融合有助于体积确定。

- CTV
  - 全胃（包括与胃食管交界性癌邻接的 5cm 长的正常食管）。
  - 淋巴结区域取决于辅助治疗的位置。
  - 建议空腹治疗以减少靶体积和射野内 CTV 的变化。强烈建议在这种情况下进行日常的图像引导确认。
  - PTV=CTV+1cm，可通过每日图像引导减少至 0.5cm。

治疗计划

- 传统 2 野
  - 首选前后野/后前野，因为它可以最佳地覆盖 CTV，且正常组织可耐受。
  - 对于胃前壁癌或前后野/后前野不能满足正常组织剂量限制时，考虑应用侧野。
- 3D CRT（图 7.3）
  - 尤其是当总剂量>45Gy 时，可根据需要限制肾脏、脊髓和肝脏正常组织的剂量。

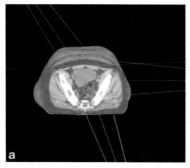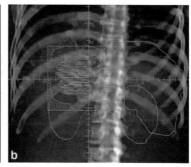

图 7.3　患者男，59 岁，胃腺癌切除术后，切缘阴性，4 个淋巴结受累，浆膜外软组织受累。EBRT 方案：选择 3 野共面射束设置（a），以限制肝脏和肾脏的剂量。初始野（b）覆盖区域淋巴结（绿色）和瘤床（红色）。

剂量/分次数

- 对于辅助治疗,CTV 应接受 45Gy/1.8Gy/fx。根据剂量限制,可考虑对阳性切缘/大体残留病变加量 5.4Gy~9Gy。
- 对于根治性治疗,CTV 的剂量为 45Gy/1.8Gy/fx,GTV 的总剂量为 54~59.4Gy/1.8Gy/fx。

直肠癌

适应证

- 直肠癌切除术后常见的 EBRT 已被新辅助化放疗取代。
- 根治性治疗时行同步化放疗,一种罕见的治疗方案。

定位、固定和模拟扫描

- 固定与患者体位
  - 俯卧,双臂举过头顶。
  - 考虑用腹压板使小肠移位。
  - 模拟扫描和治疗时,使膀胱充盈使小肠移位。
- 对比剂和标记物
  - 口服对比剂以勾画小肠。
  - 钡剂灌肠勾画肿瘤(注意肿瘤移位)。
  - 静脉对比剂勾画肿瘤和淋巴结。
  - 肛门标记物勾画肛门。
- 如有可能,在膀胱充盈时进行模拟扫描,以减少照射野中小肠体积。

靶区确定

- GTV
  - 原发肿瘤+临床阳性淋巴结(短径>1cm)。

- ○ PET 或 MRI 融合图像辅助勾画 GTV。
- ○ 结肠镜检查报告有助于确定肿瘤的位置。
- ▪ CTV
  - ○ T1~T3 期肿瘤的风险淋巴结,包括髂骨、髂内、骶前淋巴结以及整个直肠系膜。
  - ○ 直肠系膜
    - • 考虑到膀胱和直肠充盈的变化, 在膀胱/阴道/前列腺前方将直肠系膜外扩 1cm。
  - ○ 对于 T4 期肿瘤,还包括髂外淋巴结。
  - ○ 若累及肛门、皮肤或阴道远端 1/3 处,也包括腹股沟淋巴结。
- ▪ PTV
  - ○ PTV=CTV+1cm。

治疗计划

- ▪ 常规 3 野技术(PA 野+对穿侧野;图 7.4)
  - ○ 对 PA 野和对穿侧野,射线权重一般为 2:1:1。
    - • PA 野用高能射线。
    - • 6MV 光子用于侧野(除非穿透深度太大)。
  - ○ PA 野
    - • 下界:肛门标记下方 3cm。
    - • 上界:L5/S1 椎间隙。
    - • 侧界:盆腔边缘外扩 1.5cm 或 CTV,以较大的侧界为准。
  - ○ 侧野
    - • 上/下界:与 PA 野相同。
    - • 前界
      - ◇ T3 肿瘤:耻骨联合后方。
      - ◇ T4 肿瘤:耻骨联合前方,包括髂外淋巴结。
    - • 后界:骶骨后方 1cm,包括骶前淋巴结。
  - ○ 加量野:GTV 外扩 2cm。

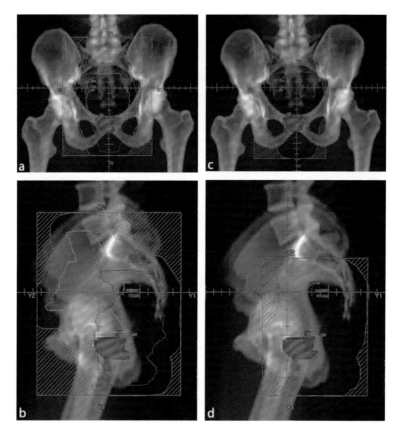

图 7.4　患者男,49 岁,局部进展期直肠腺癌,T4N1M0 期,术前接受化放疗。初始 PA 野(a)和侧野(b)覆盖原发肿瘤(红色),以及髂内(绿色)、髂外(绿色)、骶前(绿色)和直肠系膜(蓝色)淋巴结。椎下野后方(c)和侧野(d)覆盖原发肿瘤和临床累及的淋巴结(红色)并外扩。

○ 腹股沟野:见"肛门癌"。

▪ 如果 3D 计划不能够充分地保留小肠,考虑选择需要腹股沟淋巴结覆盖的适形调强放射治疗,从而更好地保留皮肤。

体积计划目标

- 95%的 PTV 应接受至少 95%的处方剂量。
- PTV 的任何部分接收的剂量都不应少于处方剂量的 90%。
- 99%的 CTV 应接受至少 95%的处方剂量。
- 0.1mL 的组织被限制在 115%的处方剂量。
- 1.0mL 的组织(或 5%的 PTV)被限制在 110%处方剂量。
- 5mL 的组织(或 10%的 PTV)最好限制在 105%处方剂量。
- 关键结构的剂量限制见"一般原则"。

剂量/分次数

- 化放疗:CTV 45Gy/1.8Gy/fx,GTV 和骶前淋巴结加量 5.4Gy/1.8Gy/fx。

肛门癌

适应证

- 肛门癌的主要治疗方法是根治性化放疗。
  - 罕见 T1N0M0 期病变的治疗包括对穿电子治疗、组织间近距离放射治疗或接触治疗。
  - 对于未能完全缓解或局部治疗失败的病例,应考虑手术治疗。

定位、固定和模拟扫描

- 固定与患者体位
  - 仰卧,双臂交叉于胸前,或俯卧于腹压板上,腹压板置于 Alpha 型支架或其他固定装置中,双臂伸展。如果初始野使用俯卧位,加量野可以考虑使用仰卧位(一般离小肠较远),这样的体位患者可能会更舒适。
- 对比剂和标记物

- 口服对比剂以勾画小肠。
- 钡剂灌肠勾画肿瘤。
- 静脉对比剂勾画肿瘤和淋巴结。
- 肛门标记物勾画肛门。
- 金属丝标记受累腹股沟淋巴结。

靶区确定

- GTV
  - 原发肿瘤+计划 CT 上所见的临床阳性淋巴结(短径>1cm)。
  - PET 或 MRI 融合图像辅助勾画 GTV。
  - 结肠镜/肛门镜检查有助于确定肿瘤的位置。
- CTV
  - 风险淋巴结包括髂总、髂外、髂内、骶前、直肠系膜、肛周和腹股沟。
    - 对于低位肛门病变,直肠系膜上部所累及范围是有争议的。
  - CTV=原发灶+2.5cm 外扩,以及受累淋巴结外扩 1cm。
- PTV
  - PTV=CTV+1cm。

治疗计划

- 常规 2 野技术(AP/PA;图 7.5)
- 初始野边界
  - 上界:L5/S1 椎间隙。
  - 下界:在肛门标记物下方 2.5~3cm 处(如累及肛门边缘/肛周皮肤,则外扩 3cm)。
  - 侧界
    - PA:骨盆边缘 1.5cm。
    - AP:包括坐骨大切迹外侧 2cm 处的腹股沟淋巴结。
    - 用与 PA 野散射线衔接的电子线补量 AP 光子野。

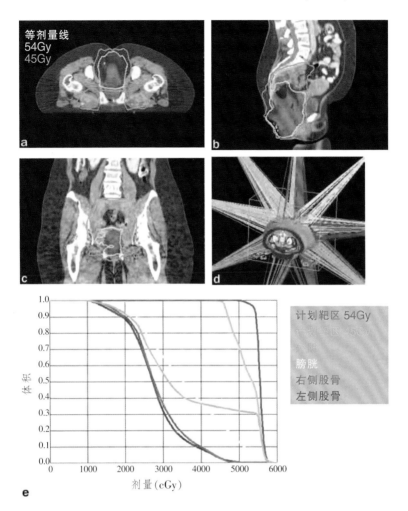

图 7.5 患者女,49 岁,肛门 T3N0 期鳞状细胞癌(SCC),采用 9 野 IMRT,10MV 光子行根治性同步化放疗。区域淋巴结处方剂量为 45Gy,原发肿瘤为 54Gy。(a)轴位、(b)矢状位、(c)冠状位图像显示等剂量分布和(d)射束设置。下图(e)显示了治疗方案的 DVH。

- 在可触及的腹股沟淋巴结处放置填充物。
  - 体内剂量测定(如热释光剂量测定)有助于确定适当的电子补量。
- 椎下野第 1 节的边界
  - 骶髂(SI)关节底部的上下边缘。
  - 下界和侧界保持不变。
- 加量野
  - 适用于接受 45Gy 后存在残余病变的 T3、T4、淋巴结阳性或 T2 期病变。
  - 通过 AP/PA 野、3 野(对穿侧野和 PA 野前界最低处皮肤剂量)或 4 野(AP/PA/对穿侧野)途径,GTV 外扩 2cm。
  - 另一方面,根据原发肿瘤的深度,患者也可采用蛙腿位,使用对穿电子野或光子野照射会阴部。
- 具体的临床情况可能倾向于 4 野技术:这通常需要对腹股沟淋巴结进行更高的电子线补量,但可能导致更严重的腹股沟脱皮。
- IMRT 的标准不断发展。可采用缩野或个体化剂量施照技术。RTOG 0529 治疗体积和剂量描述如下。

体积计划目标

- 95% 的 PTV 应接受至少 95% 处方剂量。
- 100% 的 PTV 应接受不少于 85% 处方剂量。
- 99% 的 CTV 应接受至少 95% 处方剂量。
- 0.1mL 的组织被限制在 115% 处方剂量。
- 1.0mL 的组织(或 5% 的 PTV)被限制在 110% 处方剂量。
- 5mL 的组织(或 10% 的 PTV)最好限制在 105% 处方剂量。
- 关键结构剂量限制见"一般原则"。
  - 对于外生殖器,尽量限制:
    - 50% 体积<20Gy。
    - 95% 体积<40Gy。
  - 对于髂嵴,可尽量限制:

- 50%体积<30Gy。
- 95%体积<50Gy。

剂量/分次数

- CTV 剂量:45Gy/1.8Gy/fx。
  - 接受 30.6Gy 剂量治疗后,射野缩小至椎下第 1 节段。
- 对于接受 45Gy 治疗后 T3、T4 或 T2 期病变的残留病变,应通过加量野向 GTV 追加 9~14.4Gy。
  - T2 剂量目标:45~50.4Gy。
  - T3 剂量目标:54Gy。
  - T4 剂量目标:54~59.4Gy。
- 临床腹股沟淋巴结阴性应接受至少 36Gy 剂量。通常在 CT 上测量处方深度,通常为 3cm(这可能低估了皮肤较厚的患者的剂量)。
- 临床腹股沟淋巴结阳性应接受至少 45Gy。
  - 根据淋巴结大小和临床反应,可加量 5.4~9Gy。
- 根据淋巴结的大小和临床反应,在 CTV 45Gy 剂量的基础上,临床骨盆淋巴结阳性者可加量 5.4~9Gy。

RTOG 0529(使用 IMRT 个体化剂量施照技术)

  - T2N0 期
    - 原发肿瘤:50.4Gy/28fx(1.8Gy/fx)。
    - 阳性淋巴结 PTV:42Gy/28fx(1.5Gy/fx)。
  - T3/4 N0 期
    - 原发肿瘤:54Gy/30fx(1.8Gy/fx)。
    - 阳性淋巴结 PTV:45Gy/30fx(1.5Gy/fx)。
  - 淋巴结阳性
    - 原发肿瘤:54Gy/30fx(1.8Gy/fx)。
    - 阳性淋巴结 PTV(未受累淋巴结):45Gy/30fx(1.5Gy/fx)。
    - 阳性淋巴结 PTV(≤3cm):50.4Gy/30fx(1.68Gy/fx)。
    - 阳性淋巴结 PTV(>3cm):54Gy/30fx(1.8Gy/fx)。

肝癌 SBRT

适应证

- 在选定的患者中,肝脏寡转移性疾病。
- 不可手术或手术不能切除的原发性肝癌。

模拟扫描特别注意事项

- 利用人体固定器件牢固固定。
- 呼吸运动补偿
  - 肿瘤的活动范围应保持在 5~10mm。多种技术可以用来控制或解决运动:
    - 主动呼吸控制(ABC)
    - 门控
    - 腹部压迫
- 行三期 CT 扫描与延迟静脉对比增强,以协助勾画 GTV(平扫、动脉期和静脉期)。
- 模拟扫描前置入于金基准种子,以方便影像引导放射治疗。

靶区确定

- GTV:根据静脉对比增强 CT 或 MRI 模拟扫描图像确定。
  - 诊断性 MRI 或 PET 可与计划扫描图像融合,以协助勾画 GTV。
  - CTV=GTV(肝转移)或原发性肝肿瘤+4~5mm。
- ITV:表示 GTV 在呼吸周期中的运动范围。
  - PTV=CTV(或 ITV)+5~10mm。外扩范围将反映特定施照系统、肿瘤运动控制和剂量计划算法外扩范围。ITV 采用均匀的边缘,否则头足方向外扩应比四周大。

治疗计划

- 主要基于单一和多机构的经验。
  - IMRT 或动态适形弧是最常使用的(图 7.6)。
- 计划的一般目标
  - 勾画正常腹部结构的轮廓。
  - 所有风险器官都有详细的剂量限制,由最大点剂量和体积确定。

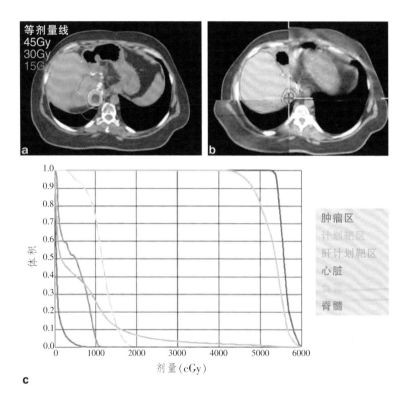

图 7.6　患者女,48 岁,结肠癌单发肝右叶后内侧转移。剂量为 45Gy/3fx,2 个 6MV VMAT 弧,处方剂量为计划的 75%。(a)轴位图像显示等剂量分布。(b)治疗前,将模拟扫描和定位扫描图像配准,确认患者定位准确。(c)治疗方案的 DVH 图。

◦ 剂量限制将随分次治疗方案而变化。

◦ 处方等剂量曲线至少覆盖 95% 的 PTV。

◦ 最常用的剂量限制：≥700mL 正常肝脏接受剂量≤15Gy。

剂量/分次数

■ 有多种分次治疗方案。单次方案使用 18~30Gy，但一般使用 30~60Gy/3~5fx。

■ 在选择处方剂量时，要考虑的因素包括：正常肝脏保护、肿瘤位置、治疗目的等。

（张静雅　王骏　姚志峰　陈夏玲　黎蕾　杨一宁　译）

参考文献

1. http://www.rtog.org/ClinicalTrials/ProtocolTable/StudyDetails.aspx? study=0529 (accessed May 27, 2014).

第 **8** 章

泌尿生殖系统肿瘤

Edward W. Jung, Rahul D. Tendulkar, Kevin L. Stephans

一般原则 …………………………………………………… 131

前列腺癌 EBRT ………………………………………… 135

前列腺近距离放射治疗 ……………………………… 141

植入后剂量学 …………………………………………… 147

前列腺 SBRT …………………………………………… 149

膀胱癌 ……………………………………………………… 150

睾丸癌 ……………………………………………………… 153

阴茎癌 ……………………………………………………… 157

尿道癌 ……………………………………………………… 159

参考文献 ………………………………………………… 161

一般原则

- 在制订泌尿生殖系统癌症患者的放射治疗计划时,总的原则包括剂量限制结构的定义、剂量限制和治疗计划原则。

定位、固定和模拟扫描

- 对于所有泌尿生殖系统 EBRT 病例, 建议采用 CT 模拟扫描制订体积治疗计划。

- 采用至少 3mm 的层厚进行 CT 轴位模拟扫描。
- 患者准备、定位和固定因疾病部位而异。请参阅相关章节。

定位和日常治疗验证的图像引导

- IGRT 方案包括 CBCT、超声或植入基准粒子。髋关节假体的伪影可能限制 CBCT 的使用。
- 图像引导方法的选择取决于患者因素和可行性。PTV 边界可能受所使用的 IGRT 类型的影响。

靶区和兴趣器官确定

- 正常解剖结构的识别(表 8.1)
  - 小肠:在邻近 PTV 处(建议 5mm)勾画潜在小肠间隙。
  - 直肠:由下而上自肛门边缘勾画至近端直肠乙状结肠交界处。直肠长约 15cm。
  - 膀胱:从尿道水平到前列腺水平的膀胱颈部勾画膀胱轮廓。
  - 前列腺:在膀胱颈水平开始勾画,并向下延伸至前列腺尖的水平。前列腺尖位于尿道口上方约 1cm 处。如果可用,可考虑使用 MRI 来确定前列腺尖。
  - 阴茎球:位于尿道口下方。
- 精囊(根据需要):从中、高风险前列腺癌近端 1~2cm 勾画轮廓。如果明显受累,考虑治疗整个精囊。
- 股骨头/颈部:分别从左右侧勾画轮廓,从股骨头上方顶部开始,向下延伸到两侧小转子水平。
- 淋巴结(根据需要;图 8.1)[1]:如上所述,对于大多数泌尿生殖系统,在 L5/S1 水平开始勾画轮廓。另见 RTOG 靶区勾画图谱。
  - 髂总动脉:从 L5/S1 到髂外动脉和髂内动脉分叉进行勾画。
  - 髂内动脉:从髂内动脉向下至前列腺水平进行勾画。
  - 髂外动脉:在腹股沟韧带水平处,从髂外动脉向下至双侧股骨头顶部进行勾画。

表 8.1　标准分割模式(1.8~2.0Gy/fx)整个前列腺靶区勾画指南和剂量限制

器官	靶区勾画指南	剂量限制	评论
直肠	A.在直肠乙状结肠交界水平开始勾画轮廓。继续向下至肛门边缘水平勾画轮廓 B.或者从肛门边缘开始,向上勾画轮廓,最大长度为 15cm,或直到直肠乙状结肠交界处	1. >75Gy,≤15%体积 2. >70Gy,≤25%体积 3. >65Gy,≤35%体积 4. >60Gy,≤50%体积 理想:V_{70}	考虑在肛门边缘放置标记。如有临床指征,可降低术后剂量限制
膀胱	从尿管下水平的膀胱顶部到位于前列腺水平的膀胱颈勾画膀胱轮廓	1. >80Gy,≤15%体积 2. >75Gy,≤25%体积 3. ≥70Gy,≤35%体积	如治疗膀胱原发灶,保持膀胱充盈;如治疗其他部位,则保持部分充盈
小肠	从 L5~S1 开始至直肠乙状结肠下方勾画潜在的肠道空间轮廓	1. <50Gy,≤66%体积 2. <40Gy,≤100%体积	
股骨头	从髋臼内的股骨头顶部开始,向下延伸至双侧小转子水平,分别勾画左右轮廓	≤10%,各≤50Gy 保持平均剂量<45Gy	
阴茎球部	在尿道造影图像上尿道口水平定位	平均剂量<52.5Gy	考虑使用 MRI 进行更好的勾画

◦ 骶前:S1 和 S3 之间的轮廓。

◦ 闭孔:在股骨头水平之间勾画轮廓,位于耻骨联合下方的最高部分的上方。

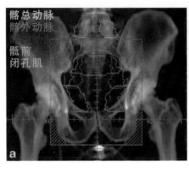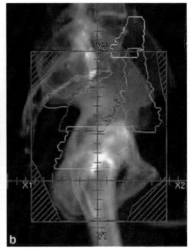

图 8.1 用于治疗盆腔淋巴结的 4 野箱式照射技术的照射孔示例。前后位投影(a)和右侧位投影(b)。

- 睾丸(根据需要):右侧和左侧分开勾画。
- 阴茎(根据需要):从阴茎球水平开始,包括尿道海绵体、阴茎海绵体、阴茎干和阴茎头。

治疗计划

优选具有 3D CRT 计划的外照射放射治疗或具有每日 IGRT 功能的 IMRT。IMRT 的质量保证应在开始治疗前使用体模测量完成。近距离放射治疗可用于特定病例,如前列腺癌和特定的阴茎和尿道病例。

淋巴结照射

- 淋巴结照射常用于早期睾丸癌、膀胱癌、高风险前列腺癌和晚期阴茎癌。
- 根据疾病部位,CTV=区域淋巴结覆盖的相关血管周围 7mm。排除骨骼、肠道、膀胱和肌肉[1]。
- PTV=每日图像引导下 CTV 周围 5mm。

技术因素

射线能量

- 光子能量通常为 6~10MV, 特别是在使用 IMRT 时。较高能量的光子束可用于睾丸癌, 对于阴茎和尿道癌, 治疗计划采用后前野 (PA) 光子束, 以实现更好的剂量均匀性。

光子束整形

- 常规使用多叶准直或单独整形 (5 HVL) 定制挡块, 保护靶区外的正常组织。

前列腺癌 EBRT

适应证

- 单独完整的前列腺照射或与近距离放射治疗相结合。
- 前列腺切除术后的辅助或挽救治疗。

定位、固定和模拟扫描

- 患者准备: 充盈膀胱和排空直肠, 使关键结构 (膀胱、小肠、直肠) 的剂量最小化。
- 患者体位: 仰卧, 双臂交叉于胸部。
- 固定
  - 考虑一个体模, 如真空锁定的固定袋。
  - 膝关节与足支撑在一起, 提供舒适且可重复的位置。
- 模拟扫描: 从中腹到股骨中部行 CT 扫描。
- CT 应包括 L4~L5 椎间盘上缘至股骨小转子下方。
- 可以考虑使用对比剂。
  - 静脉造影以帮助勾画主要血管、附近淋巴结和前列腺–膀胱交界处

(中叶)。

- ○ 逆行尿道造影:用阴茎夹注射 10mL 尿道对比剂,以勾画尿道和阴茎球。
- ○ 口服对比剂以勾画小肠。
- 如果可行,MRI 融合 T2 加权扫描可提供前列腺尖、前列腺向外浸润、精囊受侵和阴茎球的最佳软组织分辨率。

EBRT 的靶区确定:完整的前列腺

- GTV 确定
  - ○ 基于 CT 成像无法勾画前列腺癌的 GTV,因为 CT 无法确定腺体内的整个肿瘤。
  - ○ 有时可以使用 MRI 勾画 GTV。
  - ○ 计划 CT 或 MRI 所见的临床阳性结节(短径>1.5cm)应作为淋巴结 GTV 包括在内。
- CTV 确定
- CTV=整个前列腺±精囊±淋巴结。
  - ○ 低风险前列腺癌 CTV=仅限整个前列腺。
  - ○ 中等风险前列腺癌 CTV=前列腺+近端 1cm 的双侧精囊。
  - ○ 高风险前列腺癌 CTV=前列腺+近端 2cm 的双侧精囊(如果严重受累,则考虑完整的精囊)±淋巴结区。
- PTV 确定
  - ○ PTV 边缘取决于固定技术和所使用的特定 IGRT 技术。
  - ○ 使用 Calypso(见下文)定位和实时追踪,外扩 5~6mm,除了在前列腺直肠交界处的后部,边缘外扩 3~5mm。
  - ○ 使用 CBCT IGRT 时,外扩 8~10mm,除了后部,边缘外扩 5~8mm。PTV 外扩至直肠,而 CTV 则不外扩。
  - ○ 使用超声 IGRT 时,由于探头压力和使用者间的差异,导致前列腺整体移位,推荐更大的边缘外扩[2]:前列腺周围外扩 8~12mm,前列腺后部外扩 5~10mm。

淋巴结照射(LNI)

- LNI 不是低风险或中风险前列腺癌的标准治疗。LNI 对于高风险前列腺癌是有争议的,并且是 RTOG 0924 的主要内容。
- 淋巴结 CTV=髂内/髂外血管、闭孔和骶前区域周围外扩 7mm。
- 如果使用 2D 计划。4 野箱式(图 8.1a,b)射野边界如下:
- 前后野
  - 上界:L5/S1 或中骶髂关节,取决于髂总淋巴结覆盖的范围。
  - 下界:坐骨结节底部或尿道造影前列腺尖下方 1.5cm。
  - 外侧界:骨盆边缘外侧 1~1.5cm。
  - 遮挡区域包括小肠、股骨头和外生殖器。
- 侧野边界
  - 前界:耻骨联合前 1cm。
  - 后界:S3/S4。
  - 遮挡区域包括小肠、股骨头和外生殖器。
- 作为 2D 计划的替代方案,IMRT 使正常组织得到更好的保护。对于淋巴结的覆盖范围,请参阅靶区和兴趣器官章节。IMRT 治疗计划在计划部分进行讨论。

剂量/分割

- 总处方剂量为 75.6~79.2Gy/1.8~2Gy/fx。
  - 如果治疗淋巴结,将骨盆(淋巴结+前列腺+精囊)初步剂量规定为 45~50.4Gy/1.8Gy/fx。可以将整个阳性淋巴结加量至更高剂量。
    - 将精囊剂量增加至 54~66Gy,注意小肠位置和潜在毒性,并将前列腺单独增加至最终处方剂量。
- 可以考虑使用 70Gy/2.5Gy/fx 的大分割方案。其他大分割方案包括 70.2Gy/2.7Gy/fx、62Gy/3.1Gy/fx(4fx/W)或 51.6Gy/4.3Gy/fx。
- 可以考虑使用 SBRT 行超大分割治疗,如 36.25Gy/7.25Gy/fx(隔日)。请参阅前列腺 SBRT 章节。

图像引导

- IGRT 技术包括超声、兆伏和千伏 CBCT,带有射频发射的植入性应答器(Calypso)和植入性的金种子基准标记。
- IGRT 减少了由直肠扩张和膀胱充盈变化引起的系统误差,并且与表面皮肤标记或骨性标记相比,提供了更好的靶区定位。

计划

在异质性计算过程中,含有对比剂的器官是人为按照水密度进行计算的。通过步进式 IMRT 或体积弧形调强放射治疗(VMAT)对 PTV 进行计划优化。静态光子束 IMRT 使用 5 个光子束,分别为 0°、50°、100°、260° 和 310°。这种设置防止射束通过工作台的轨道,这可能导致一些治疗机光子束的衰减。如果注意到髋关节假体,应避免使用侧野。相反,可使用前斜野或后斜野。避免使用 PA 野,以使直肠受到最小的剂量。VMAT 可以通过两个完整的弧进行,通常采用弧之间的 90° 准直器旋转,与多个静态 IMRT 光子束相比,可以减少总体治疗时间。

靶区覆盖目标是 100% 处方剂量覆盖 95% 或更多的 PTV,以及 99% 或更多的 CTV。虽然通过增加光子束的数量,效果有所降低,但是 10MV 光子束可以提供比 6MV 光子束更好的均匀性。热点不应位于直肠壁内或附近。其他部位的热点通常维持在处方剂量的 107% 以下,但如果它们不落入敏感组织则不太重要。

关键结构和建议剂量限制

标准分割:见表 8.1。值得注意的是,IMRT 计划通常比表 8.1 中列出的限制更为严格,这应被视为最高的可接受标准。

每个 RTOG 0415 的大分割(70Gy/2.5Gy/fx)限制如下:

- 直肠
  - <15%,>74Gy。
  - <25%,>69Gy。

- ○ <35%,>64Gy。
- ○ <50%,>59Gy。
- ■ 膀胱
  - ○ <15%,>79Gy。
  - ○ <25%,>74Gy。
  - ○ <35%,>69Gy。
  - ○ <50%,>64Gy。
- ■ 股骨头：与常规分割相同
- ■ 阴茎球：平均剂量<51Gy。

EBRT 靶区确定：前列腺切除术后

- ■ 前列腺床 CTV 的确定(图 8.2)
  - ○ CTV=前列腺床±残余精囊。
  - ○ 勾画前列腺床轮廓,从尿道口下方直至耻骨联合的顶部。
  - ○ 将轮廓横向延伸至双侧骶前泌尿生殖筋膜内侧缘。在该筋膜不可见的情况下,可以交替使用闭孔内肌的内侧边界。
  - ○ 前部包括膀胱直至耻骨联合,并在耻骨联合上方向膀胱后方和上方逐渐减少 1~2cm。
  - ○ 在 CTV 中包括后方膀胱至少 1cm。对于前列腺基底或精囊病理上受累的患者,外扩可以再大些。
  - ○ 包括膀胱和直肠之间的区域,以及残余精囊的近端 2cm。直肠不应包括在 CTV 中。如果精囊或前列腺基质病理上受累,考虑包括整个精囊。上轮廓应该在输精管水平或以上。
- ■ 在前列腺床周围包括手术夹。如果精囊未受累,则不必包括骨盆中更高的止血夹。
- ■ PTV 的确定。
  - ○ PTV=CTV+7~10mm。在直肠后方,边缘可以减小到 5mm。
  - ○ 更严格的边缘可用于更先进的 IGRT 和固定。

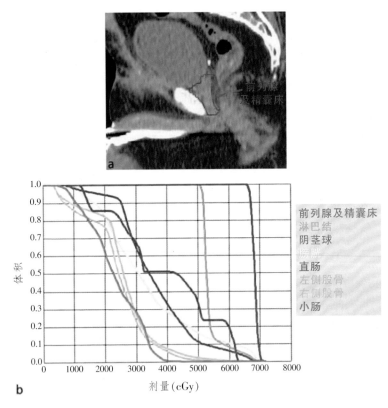

图 8.2　术后前列腺和精囊床轮廓 (a) 和剂量-体积直方图 (b)。

剂量/分割

- 术后剂量为 64.8~70.2Gy/1.8~2Gy/fx。
- 可以区分辅助性(未检测到病变)和挽救性治疗(检测到病变)
  - 对于辅助性治疗,为 64~66Gy。
  - 对于挽救性治疗,为 70Gy。
    - 如果有转移,盆腔淋巴结为 45~50.4Gy。
- 每个 RTOG 0534 对前列腺切除术后照射的剂量-体积限制如下:
  - 直肠

- <25%,>65Gy。
- <45%,>40Gy。
  - ○ 膀胱
    - <40%,>65Gy。
    - <60%,>40Gy。
  - ○ 股骨头:与常规分割相同。
  - ○ 阴茎球:与常规分割相同。

前列腺近距离放射治疗

适应证

- 对低风险或中等风险患者的根治性治疗。
- 与 EBRT 联合治疗。

患者评估

- 确定哪些患者适合进行前列腺近距离放射治疗,这很大程度上取决于操作者/机构,并且依赖于治疗医师的技能和经验。
- 可以使用超声进行体积研究。美国近距离放射治疗学会建议理想体积<60mL;在选定的中心成功植入更大的腺体。
- 用 CT 或超声评估耻骨弓干扰。
- 如果前列腺体积过大或存在耻骨弓干扰,如需要,可在植入前 2~3 个月开始激素治疗,以便在前列腺近距离放射治疗前减小腺体大小,从而减少尿路梗阻并发症的可能性。

设置和准备(图 8.3)

- 术前,指导患者停止服用阿司匹林和抗凝药物至少 5 天。
- 在手术当天的早晨给予快速灌肠。
- 建议围术期静脉注射抗生素,如头孢唑林 1g(如患者>70kg,2g),或环丙沙星(如对青霉素过敏,则建议)。

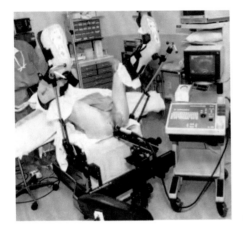

图 8.3　前列腺近距离放射治疗的患者体位和准备工作。

- 如患者体内有金属植入物或起搏器,则加入庆大霉素 80mg。
- 使用普通(或脊髓)麻醉。
- 将患者置于延伸的背侧截石位。
- 患者定位对于减少粒子放置期间耻骨干扰至关重要。骨盆必须弯曲,以便耻骨弓升高。
- 预先用胶带将生殖器固定在照射野外,会阴部备皮,并用生理盐水和直肠导管灌注直肠。
- 会阴部应用聚维酮碘。
- 将 10mL 超声波耦合剂注入直肠。
- 使用超声稳定装置将超声探头置于直肠内。
- 超声稳定装置有助于确保从初始超声图像采集和治疗计划到最终粒子植入的可重复性。
- 在最终确定治疗计划后,尽量减少超声稳定装置的重新调整,因为这可能导致粒子植入期间的几何缺失。

技术(图 8.4)

- 放射性 $^{125}I(T_{1/2}=60$ 天 $,28keV$ 光子 $)$, $^{109}Pd(T_{1/2}=17$ 天 $,21keV$ 光子 $)$ 或 $^{131}I(T_{1/2}=9.7$ 天 $,29$ keV 光子 $)$ 粒子是常用的。

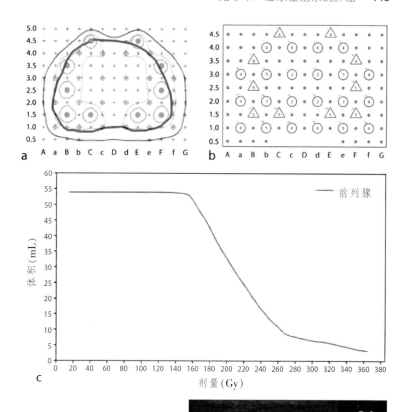

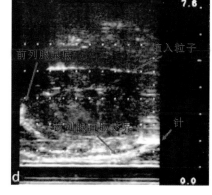

图 8.4　等剂量分布(a),粒子数/针数(b),前列腺剂量–体积直方图(c)和矢状位超声图像(d)以指导粒子放置。

- 以 5mm 的间隔获取前列腺的经直肠超声(TRUS)图像并输出到治疗计划系统。
- 治疗计划的设计可在术前或术中完成。
- 图像采集前,应确保以前列腺尿道为中线。通过使用加大的背侧截石位使耻骨干扰最小(图 8.3)。
- 测量前列腺的高度、宽度、长度和体积。这些测量用于两个目的:
  - 以 0.5cm 的间隔采集的纵向图像数量应与前列腺的长度相对应(例如,4.5cm 的长度应采集 8~10 个轴位图像用于计划,9 个图像用于完全匹配:4.5cm/0.5cm=9)。由于体积平均效应使获得的图像平面数量存在细微差异。
  - 大多数商用超声仪使用以下等式计算体积:长×宽×高×0.52。
    - 这种方法不同于大多数治疗计划系统所使用的方法,后者将 0.5cm 层厚的一系列体积加在一起。后者有两个独立计算的体积,彼此相差 10%以内,这增加了图像采集和轮廓处理过程的可信度。
- 商用计划软件用于在每个层面上勾画前列腺轮廓,并将粒子植入勾画轮廓的前列腺内(图 8.4a)。
- 粒子链植入外周。疏松的粒子则植入中央,因为如果放错位置或放置在尿道或膀胱内,作为单一粒子,在膀胱镜检查时容易移位,也容易自发移位。
- 尿道可在 TRUS 上显示。通常不需要使用 Foley 导管或注射对比剂,而这通常会阻碍前列腺前部的视野。确保尿道位于模板的中线(在该情况下即为"D"线),因为这有助于将粒子植入尿道内的风险降至最低。
- 如果尿道可视化不充分,可考虑注射 3~5mL 胶状润滑剂和空气的混合物或放置 Foley 导管±对比剂。值得注意的是,这可能会导致前方的阴影伪像。
- 图像采集和物理计划可以在术前或术中完成。
- 最终计划将显示针数、源数量以及应插入针头的确切几何位置(图 8.4b)。

- 预先计划目标如下：
  - 接受 100% 剂量(V_{100})体积=100%。
  - 接受 150% 剂量(V_{150})体积≤50%。
  - 接受 200% 剂量(V_{200})体积≤20%。
  - 前列腺 90% 剂量应为 115%~120%。
  - 中央前列腺(尿道)剂量应<计划剂量的 150%。
- 应分析最终 DVH 图，以确保其符合指定目标(见图 8.4c)。
- 根据计划将放射性粒子装入针头。
- 对于 ^{125}I，所需的粒子数通常为 80~120，但根据腺体的体积、植入粒子的几何形状、处方剂量和源活性，粒子数可能会有很大差异。
- 图 8.5 显示了植入粒子总活性与前列腺体积的关系。使用此图作为近距离放射治疗计划的一般准则有助于减少潜在的处方错误(例如，如果未正确设置总处方剂量，则计划将不会在与其体积–活性比率一致的图表区域中绘制)。

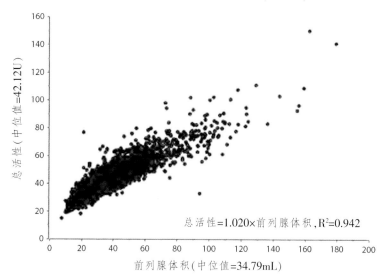

OR 计划中的前列腺体积与总活性(n=2432)

总活性=1.020×前列腺体积，R^2=0.942

纵轴：总活性(中位值=42.12U)

横轴：前列腺体积(中位值=34.79mL)

图 8.5　前列腺体积与总活性的关系。

- 然后在超声引导下将针头插入会阴部。
- 在距离 TRUS 探头最远的轴向坐标处开始放置针头，以最大限度地减少粒子放置过程中的图像失真。
- 在针头放置过程中，应密切注意前列腺尖的直肠–前列腺交界处，以尽量减少粒子植入直肠的风险(图 8.4d)。
- 如果尿道口有大量血液，并且膀胱冲洗不能清除，则需要进行膀胱镜检查。
- 患者 1m 处的测量仪表读数必须<1mR/h，以便患者将 ^{125}I 和 ^{103}Pd 排出。
- 在与患者表面接触处以及距离患者 10cm 处，都要进行测量。

植入后前列腺近距离放射治疗评估的靶区确定

- CTV 确定
  - CTV=前列腺(对于低风险者)。
  - CTV=前列腺+ 0.5~1cm 的近端精囊(对于中等风险和高风险者)。
  - 每层以 5mm 间隔勾画前列腺轮廓。
- PTV 确定
  - PTV=CTV+下界 5~8mm，上界 5mm，前界 3mm，后界零边缘。边缘可能因不同机构偏好而异。然而，PTV 后边缘不应外扩至直肠。

植入后患者指导

- 抗生素(口服环丙沙星 500mg BID)，7~10 天。
- α 受体阻滞剂(例如，睡前口服坦索罗辛 0.8mg，睡前口服特拉唑嗪 5~10mg)，2~6 个月。
- 植入后应尽量止痛。可考虑将非甾体消炎药用于术后疼痛。如果出现严重或持续性疼痛，则需要进一步评估，包括行尿液检查，以排除尿路感染。
- 建议患者在植入后约 4 周行 CT 扫描，以评估粒子放置的质量。

剂量/分割

- 单一 ^{125}I 植入治疗处方剂量为 144~160Gy，^{103}Pd 的处方剂量为 115~125Gy。
- 与 45Gy 骨盆 EBRT 联合治疗时，^{125}I 的处方剂量为 108~110Gy，^{103}Pd 的处方剂量为 90~100Gy。

植入后剂量学

- 前列腺、膀胱和直肠在每个治疗后 CT 图像层面上勾画轮廓(图 8.6)，以产生器官体积(图 8.7a)。
- 然后使用商业计划软件，确定每个粒子在治疗后 CT 图像上的位置。
- 相对于轮廓体积，每个粒子的位置以及相关的重建后计划剂量测定，

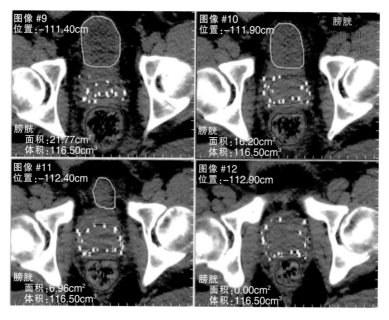

图 8.6　前列腺近距离放射治疗植入后轮廓的质量保证。

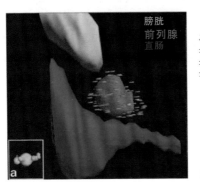
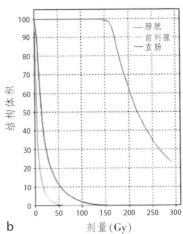

图 8.7 植入后 3D 再现(a)和 DVH 图(b)用于前列腺近距离放射治疗的质量保证。

都用于评估术中粒子放置的质量(图 8.7b)。

- 单一治疗所需的剂量测定结果
  - D_{90}>90%~100%。90%前列腺 PTV(D_{90})的最小剂量应大于处方剂量的 90%~100%。
    - V_{150}<70%;V_{150}<50%是理想的。150% IDL 应位于外周,中央(尿道)保留。
  - 理想情况下,95%的前列腺体积应接受 100%的处方剂量(V_{100}>95%)。
- 尿道剂量应限制为处方剂量最大值的 150%。
- 接受 100%处方剂量的直肠体积应<1~1.3mL,具体取决于扫描时间[3-6]。

前列腺 SBRT

适应证

- 根据最新结果数据,目前正在确定整个前列腺癌根治性治疗的作用。
- 尽可能按照协议(如 RTOG 0938)对患者进行治疗。

定位、固定和模拟扫描

- 患者准备
  - MRI 融合可以更精确地勾画 CTV,但不是必需的。如果 MRI 不可用,使用逆行尿道造影,以帮助确定尿道尖和阴茎球。
  - 应放置基准标记(即金粒子,Calypso)进行定位。
  - 充盈膀胱可最大限度地减少小肠和膀胱的剂量。
- 模拟扫描
  - 建议使用体模进行固定。
  - 直肠球囊取决于机构/协议,充气 60~120mL。
- 定位
  - 必须使用 IGRT 以确保 SBRT 实施的精准。
- 靶区确定(根据 RTOG 0938)
  - GTV=CTV(仅在 CT 或 MRI 上确定前列腺)。
    - 对于 Gleason 评分达 7 分及以上者,考虑纳入精囊。
  - PTV=CTV+向后外扩 0~3mm,其他方向均外扩 3~5mm。
    剂量:取决于方案和分割的差异。通常为 35~40Gy/5fx。
    关键结构和限制按照协议(例如,RTOG 0938:www.rtog.org/Clinical Trials/ProtocolTable/StudyDetails.aspx? study=0938)。

膀胱癌

适应证

- 肌肉浸润性膀胱癌
  - 经尿道膀胱肿瘤切除术(TURBT)后的诱导和巩固化放疗。
- 非肌肉浸润性膀胱癌
  - 考虑从初始医疗管理的难治性病例中选择。

定位、固定和模拟扫描

- 患者体位:仰卧,双臂置于胸前。
- 患者准备:膀胱排空还是充盈具有争议。
  - 充盈膀胱会推动更多的小肠,但每天可能会有所不同。
  - 排空膀胱在日常治疗中重复性更好,并且在治疗整个膀胱时可最大限度地减少 CTV。目前的 RTOG 研究和建议支持排空膀胱治疗。
- 当向下扩张至肿瘤时,充盈膀胱体积,以尽量减少对小肠的剂量。如果由于膀胱定位或手术夹放置信息不充分,导致肿瘤定位不佳,则在排空的情况下对整个膀胱加量照射,使加量体积最小化。
- 膀胱基准(膀胱镜放置)是可选的。
- 在 X 线图像上,膀胱壁位于对比剂外 0.5~1cm 处(对比剂勾画出膀胱内壁)。
- 固定:建议使用真空垫固定装置。

靶体积确定

- GTV 确定
  - GTV=TURBT 前瘤区(通过带有膀胱定位图的膀胱镜检查、CT、PET 或 MRI 进行评估)。
- CTV 确定
  - CTV=GTV+整个膀胱+近端尿道+前列腺和前列腺尿道(男性)或近

端 2cm 的女性尿道+区域淋巴管(髂内、髂外和闭孔)。

○ PTV=CTV+边缘(上下 2~3cm,径向 1~2cm)。

■ 加量

○ CTV$_{加量}$=GTV+ 0.5cm。

○ 如果 GTV 没有明确定义或没有膀胱定位图,则整个膀胱(排空)为 CTV。

○ PTV$_{加量}$=CTV$_{加量}$+边缘外扩 1~2cm,具体取决于所使用的 IGRT 方法。

特别注意事项

■ 诱导前和诱导后膀胱镜检查对膀胱和肿瘤定位以及肿瘤反应评估都很重要。

■ 肿瘤图用于治疗巩固阶段的照射加量部分。

治疗计划

■ 典型的是 4 野方法(图 8.8):

○ 使用边界加权 70% 的前后野和后前野

● 上界:S2/S3 椎间隙。如果在 S2/S3 上方 1cm 范围内有淋巴结受累,建议使用 L5/S1 椎间隙。

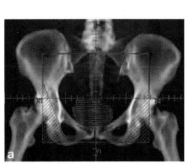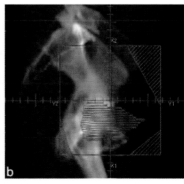

图 8.8 使用 AP/PA 野(a)和左右侧野(b)的 4 野箱式照射技术治疗膀胱癌;膀胱 CTV 用红色勾画。

- 下界:闭孔底部(或坐骨结节)。
    - 侧面边缘:骨盆周围 1.5~2cm 的边缘,阻挡股骨头。
- 使用边界加权 30%的对穿侧野如下
    - 上界、下界:前后/后前野相同。
    - 前界:膀胱上有 1~2cm 的边缘(见气泡),位于耻骨联合前。
    - 后界:分开直肠(或膀胱后 2~3cm)。对于前后边界,确保围绕 CTV 至少 2cm 的边界。
- 椎下野
    - 在骨盆达到约 40Gy 后进行重复膀胱镜检查, 以评估手术候选者的反应(对于不能手术的患者无中断)。
    - 对于完全反应者,包括肿瘤+ 2cm,总剂量为 64.8Gy/1.8Gy/fx。

剂量/分割

- 可以使用每日一次或两次的治疗方案。
- BID 方案
    - 前 5 天
        - PTV$_{骨盆}$:早上 1.6Gy/fx×5 天。
        - PTV$_{膀胱}$:晚上 1.5Gy/fx×5 天。
    - 接下来的 8 天
        - PTV$_{骨盆}$:早上 1.6Gy/fx,5 天/周。
        - PTV$_{加量}$:晚上 1.5Gy/fx,5 天/周。
    - 对肿瘤照射 40.3Gy 后,对患者进行重复膀胱镜检查,然后在 8 天内进行巩固性加量照射。
        - PTV$_{骨盆}$:1.5Gy/fx BID,骨盆总剂量为 44.8Gy。
        - PTV$_{加量}$:总剂量为 64.3Gy。
    - 总剂量为 64.3Gy,在 9 周内分 42 次给予。
- 每日一次照射方案
    - PTV$_{骨盆}$:1.8~2Gy/fx 至初始剂量 40~45Gy。
    - 患者应进行重复膀胱镜检查,然后进行 1.8~2Gy/fx 的巩固性加量,

PTV$_{加量}$总剂量约为 64Gy,PTV$_{骨盆}$总剂量约为 44Gy。

治疗计划

- 除了"一般原则"部分中提出的剂量限制外,还应考虑以下因素:
  - 50%的直肠应<55Gy。
  - 股骨头的最大剂量应限制为 45Gy。
  - 小肠的最大剂量<50Gy。
- 3D CRT 用于治疗计划。
- IMRT 不是标准治疗。
- 侧野应加入楔形野以补偿腹前壁斜面。
- 安排多野照射可用于优化治疗,包括 4 野、对穿侧野和 3~4 个斜野;选择取决于医生的经验、肿瘤位置、靶区,以及初始大骨盆入口至剂量限制结构(如股骨头、直肠和小肠)的剂量要求。
- 优先加权可能有助于限制直肠和股骨头的剂量;大部分膀胱位于前部,因此,对前部区域加权可能有利。
- 对 AP/PA 野加权 70%,侧野加权 30%可保护股骨头。
- 利用侧野加量可以更多地保护膀胱体积。

睾丸癌

适应证

- 对于早期(Ⅰ~ⅡB)精原细胞瘤,可在腹股沟睾丸切除术后辅助使用 EBRT。其他选择包括单独的化疗或主动监测。监测是大多数Ⅰ期患者的首选方案。EBRT 更适用于ⅡA 或ⅡB 期[7-11]。ⅡC 及以上分期优先选择全剂量化疗。
- 放射治疗也可用作初始化疗或主动监测之后的腹膜后淋巴结复发的挽救性治疗。
- 基于验证研究,肿瘤直径>4cm 并且睾丸受侵不再被视为复发的预测因子,不应用于Ⅰ期精原细胞瘤的风险适应性管理[7]。

- 放射治疗的相对禁忌证包括马蹄肾、炎性肠病或该区域的既往放射治疗史。

定位、固定和模拟扫描

- 患者仰卧,双臂向上或置于两侧。
- 用可开合防护器保护对侧剩余睾丸。在模拟之前应讨论精子库。
- 阴茎应移出野外。
- 膝垫可以使患者感到舒适。

靶区确定

主动脉旁或"狗腿野"是区域性淋巴结覆盖的标准[8]。由于以骨盆复发为代价的风险略有增加,但不良反应减少,所以主动脉旁野受到青睐。

- 以下情况应使用"狗腿野":
  ○ 腹股沟手术前。
  ○ 淋巴结阳性疾病(Ⅱ期)。
  ○ 以放射治疗作为复发的挽救性治疗。
- 2D 计划射野确定。
- 主动脉旁野边界(图 8.9a):
  ○ 上界:T12 椎体顶部。*注意:以往,上方边界是 T11 的顶部。
  ○ 下界:L5 椎体底部。
  ○ 外侧:双侧横突的尖端。应特别注意肾脏剂量,因为宽的横向边界将导致肾脏剂量增加。
  ○ 左侧癌症应包括左肾门。当左侧边界置于横突的尖端时,通常包括左肾门部淋巴结。
- "狗腿野"边界(图 8.9b)
  ○ 上界:T12 椎体顶部。
  ○ 下界:髋臼顶部。
  ○ 外侧:从 L5 的同侧横突顶端到同侧髋臼的上外侧边界线。

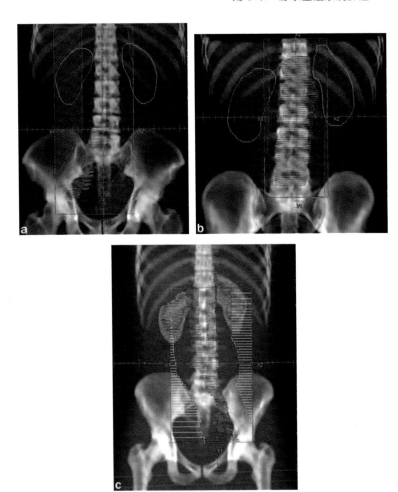

图 8.9 显示早期精原细胞瘤 2D 确定的"狗腿野"(a) 和 PA 野 (b) 设置,其中肾脏为蓝绿色,CTV 为红色。使用 3D 计划的肿大淋巴结患者的"狗腿野"(c)[9]。动脉以红色显示,静脉呈蓝色,左右肾脏分别为蓝绿色和橙色。

○ 内侧:L5 对侧横突的尖端向同侧闭孔的内侧边界。
- 3D 计划
  ○ 2D 计划基于骨骼解剖,加上潜在的边缘缺失,3D 计划是首选[9]。3D

计划改善靶区确定和肾/小肠屏蔽。

- 淋巴结阳性疾病的 GTV 确定
  - GTV$_{淋巴结}$=影像可见阳性淋巴结。
- CTV 确定
  - CTV=腹膜后±同侧髂淋巴结区域。
  - 主动脉旁野:腹膜后淋巴结覆盖。
    - 分别勾画下腔静脉和主动脉轮廓,从肾脏顶部下方 2cm 处开始,直至这些血管分叉。
    - 在下腔静脉周围径向外扩 1.2cm,在主动脉周围外扩 1.9cm,不包括骨骼和肠。
  - "狗腿野":同侧髂淋巴结覆盖(图 8.9)。
    - 除了上述的主动脉旁野外,将同侧的髂总、髂外和近端髂内静脉和动脉的轮廓向下延伸到髋臼的上缘。
    - 髂血管外扩 1.2cm,不包括骨骼和肠。
  - CTV$_{淋巴结}$=GTV$_{淋巴结}$+ 0.8cm,不包括骨骼和肠。
- PTV 确定
  - PTV=CTV+0.5cm。
  - PTV$_{淋巴结}$=CTV$_{淋巴结}$+ 0.5cm。
  - PTV 外扩 7mm,以阻挡边缘,以解决射束半影问题。

剂量/分割

- 20Gy/2Gy/fx 优于 25.5Gy/1.7Gy/fx。
- 20Gy/2Gy/fx 与 30Gy/2Gy/fx 相比,在Ⅰ期精原细胞瘤的随机试验中表现出相似的疗效,并减少了不良反应[10]。
- 观察后的Ⅱ期或复发性癌症应使用初始"狗腿野"进行治疗,然后应加量至淋巴结 GTV。
  - 淋巴结≤2cm:加量至 30Gy。
  - 2~5cm 的淋巴结:加量至 36Gy。
  对于>5cm 的淋巴结,博来霉素、依托泊苷、顺铂(BEP 方案)是首选治疗方法。

■ 剂量限制

○ 肾脏：$D_{50} \leqslant 8Gy$，平均剂量 $\leqslant 9Gy$。

○ 如果患者只有一个肾脏，那么 $D_{15} \leqslant 20Gy$。

○ 加量限制：

● 肾脏：$D_{50} \leqslant 2Gy$，平均剂量 $\leqslant 3Gy$。

治疗计划

■ AP/PA 野设置是所有睾丸癌治疗计划野（主动脉旁野、"狗腿野"、加量野）的标准方法，因其对关键结构（肾、肝、小肠）的施照剂量低。

■ PTV 应该很容易用标准 AP/PA 野设置覆盖。

■ 基于 3D 体积计划的 PTV 覆盖 $D_{95} \geqslant 100Gy$ 的治疗计划目标。

■ 相对于 AP/PA 野设置，由于关键结构的剂量较高，并增加整体剂量，应避免使用 IMRT，IMRT 可能会增加继发性癌症的风险。

■ 10~18MV 的光子能更好地保护皮肤，同时相对于较低能量的光子，增加剂量分布的均匀性。

■ 治疗前约 2h 使用止吐药物可预防并改善恶心。

阴茎癌

适应证

■ 近距离放射治疗或 EBRT 可用于早期(T1、T2 和选择性 T3)病变，以保护阴茎。

■ 对于更晚期的病变，可以考虑采用综合治疗方式。

近距离放射治疗

■ 可以考虑直径<4cm 的病灶，受侵阴茎海绵体<1cm。

- 通常可用于 T1、T2 期和部分 T3 期病变。
- 对于体积<8mL,限制使用近距离放射治疗,并且要少于 6 针,以尽量减少不良反应。
- 治疗阴茎体全层;临床分期可能不可靠,因其可能低估了疾病的程度。
- 可以使用低剂量率(LDR)或高剂量率(HDR)。
- 在阴茎体两侧放置插植模板,以稳定和插入穿刺针。
- 将阴茎体置于聚苯乙烯泡沫塑料中固定。
- 对于较大病变,通常在 3 个平面内穿刺植入,每个平面 2~3 针,针垂直、平行插入,间隔 1cm。
- 对于较小的病变,通常在单个平面内穿刺 2~3 针。
- 靶区为肿瘤外扩 1.5~2cm。
- 剂量为 60~65Gy(器官中央为 46~50Gy,尿道限制剂量为 50Gy)。

EBRT

- 肿瘤大小(>4cm)、侵入深度(>1cm)和分期(T2 期病变>4cm,大多数为 T3 期)不适合进行近距离放射治疗的患者可考虑行 EBRT。

模拟扫描/固定

- 患者体位:仰卧,双臂置于胸前。如果治疗腹股沟区域,则为蛙腿位。
- 固定:真空垫。
- 固定阴茎体技术包括蜡模、Presplex 块、塑料圆筒和水浴。
- 固定技术的目的是在分次放射治疗过程中为阴茎体表面提供剂量累积和分割治疗中几何形状的重复性。

靶区确定

- 如果深部盆腔淋巴结临床阴性,盆腔淋巴结不予照射。
- 如果对侧已进行手术分期并为阴性,包括深部盆腔淋巴结,则仅治疗相关的腹股沟。

剂量/技术

- 对整个阴茎体使用平行对穿侧野光子束照射 45~50.4Gy，然后使用椎下野照射外扩 2cm 的边缘至 60~70Gy。
- 对于原位肿瘤(Tis)，考虑 125~250kV 正电压或 13MeV 电子照射至 35Gy/10fx，3~5Gy/fx。
- 使用 AP/PA 野覆盖腹股沟淋巴结。阴性淋巴结应照射 50Gy。可触及/不可切除的淋巴结应照射 70~75Gy。
- 关于腹股沟区域的照射，请参阅外阴癌治疗计划部分。

尿道癌

- 放射治疗对尿道癌的处理取决于肿瘤的位置、疾病的程度、患者的状况和性别，因为手术是主要的治疗方法。

男性尿道

- 球膜尿道肿瘤可用 AP/PA 野照射至 45Gy/1.8Gy/fx，如果会阴和腹股沟淋巴结阳性，则照射至 70Gy。
- 前列腺尿道病变的治疗与前列腺癌相似。
- 用于远端尿道癌的 EBRT 类似于阴茎癌的放射治疗(参见"阴茎癌"章节)。
  - 间质近距离放射治疗可考虑用于 T1 或 T2 早期<4cm 的低级别远端病灶。
    - Syed 模板可与三向 Foley 导管一起使用，用于尿液引流、植入物固定和膀胱冲洗(如果需要)。
    - 在尿道周围 1cm 半径区域放置 6 针。
    - 种植体积为肿瘤+1~2cm 边缘。
    - 单独使用近距离放射治疗剂量为 60Gy，或 20~30Gy 联合 45Gy

EBRT,总剂量为 65~75Gy。

女性尿道

- 远端前 1/3 尿道的早期病变
  - 可单独使用组织间插植放射治疗或组织间插植放射治疗联合 EBRT。
  - 对于侵袭性更强的疾病及临床上淋巴结阳性,腹股沟淋巴结应该予以照射。
- 尿道口癌可采用组织间插植 ^{192}Ir LDR 放射治疗,共 8~12 针,弧形排列在尿道口周围,剂量为 60~70Gy,0.4Gy/h。治疗体积通常为肿瘤+1~2cm。
- 后尿道病变或累及尿道全长的病变有可能导致膀胱受累。因此,这类病变应考虑进行术前放射治疗, 然后进行腹腔淋巴结清扫和尿流改道的肠切除术(经耻骨入路很常见)。
- 延伸到阴唇、阴道、整个尿道或膀胱底部的较大肿瘤
  - 考虑联合 EBRT+粒子植入近距离放射治疗。
  - EBRT 应以类似于外阴/阴道癌治疗的方式, 包括骨盆和腹股沟淋巴结,整个骨盆给予 45Gy 剂量,然后通过缩小照射野对阳性淋巴结加量 10~15Gy。应对会阴进行治疗以覆盖整个尿道。对于尿道癌的 EBRT 模拟扫描和治疗计划,请参阅相应的妇科放射治疗章节。
  - 通过阴道圆柱体进行近距离放射治疗, 使整个尿道的主要部位剂量增加至 60Gy。
  - 然后可以使用间质植入物进一步将肿瘤剂量增加至 70~80Gy 的总剂量。

(姚志峰　王骏　陈夏玲　王汉华　顾欣　黎蕾　杨一宁　译)

参考文献

1. Lawton CA, Michalski J, El-Naqa I, et al. RTOG GU radiation oncology specialists reach consensus on pelvic lymph node volumes for high-risk prostate cancer. *Int J Radiat Oncol Biol Phys*. 2009;74:383–387.

2. McGahan JP, Ryu J, Fogata M. Ultrasound probe pressure as a source of error in prostate localization for external beam radiotherapy. *Int J Radiat Oncol Biol Phys*. 2004;60:788–793.

3. Mueller A, Wallner K, Merrick G, et al. Perirectal seeds as a risk factor for prostate brachytherapy-related rectal bleeding. *Int J Radiat Oncol Biol Phys*. 2004;59:1047–1052.

4. Waterman FM, Dicker AP. Probability of late rectal morbidity in 125I prostate brachytherapy. *Int J Radiat Oncol Biol Phys*. 2003;55:342–353.

5. Tran A, Wallner K, Merrick G, et al. Rectal fistulas after prostate brachytherapy. *Int J Radiat Oncol Biol Phys*. 2005;63:150–154.

6. Snyder KM, Stock RG, Hong SM, et al. Defining the risk of developing grade 2 proctitis following 125I prostate brachytherapy using a rectal dose–volume histogram analysis. *Int J Radiat Oncol Biol Phys*. 2001;50:335–341.

7. Chung P, Warde P. Stage I seminoma: Adjuvant treatment is effective but is it necessary? *J Natl Cancer Inst*. 2011;103:194e–196.

8. Fossa SD, Horwich A, Russell JM, et al. Optimal planning target volume for stage I testicular seminoma: a Medical Research Council randomized trial. Medical Research Council Testicular Tumor Working Group. *J Clin Oncol*. 1999;17:1146.

9. Wilder RB, Buyyounouski MK, Efstathiou JA, et al. Radiotherapy treatment planning for testicular seminoma. *Int J Radiat Oncol Biol Phys*. 2012;83(4):e445–e452.

10. Jones WG, Fossa SD, Mead GM, et al. Randomized trial of 30 versus 20 Gy in the adjuvant treatment of stage I testicular seminoma: a report on Medical Research Council Trial TE18, European Organisation for the Research and Treatment of Cancer Trial 30942 (ISRCTN18525328). *J Clin Oncol*. 2005;23:1200–1208.

11. Bruns F, Bremer M, Meyer A, et al. Adjuvant radiotherapy in stage I seminoma: is there a role for further reduction of treatment volume? *Acta Oncol*. 2005;44:142e–148.

第 9 章

妇科肿瘤

Rupesh R. Kotecha，Sheen Cherian

一般原则 ················· 162

子宫内膜癌 ················· 166

宫颈癌 ················· 169

外阴癌 ················· 173

阴道癌 ················· 175

参考文献 ················· 177

一般原则

- 通常由放射肿瘤医师治疗的妇科恶性肿瘤的主要部位包括子宫内膜、宫颈、阴道和外阴。
- 具体剂量处方将由肿瘤类型和治疗方法决定,例如术前、根治性、术后或姑息性治疗。

定位、固定和模拟扫描

- 体积治疗计划(平坦表面 CT 模拟)用于确定 GTV、CTV 和 PTV。
- 患者体位:仰卧或俯卧取决于人体习惯和患者的耐受性。
  ○ 仰卧位可能更具可重复性。
  ○ 利用腹板俯卧,可将肠向前和向上移位。

- 使用定制的体模固定,固定上身、躯干和近端腿的位置。
- 考虑使用阴道、肛门和宫颈标记来勾画正常的组织结构。
- 应采用 3mm 层厚连续螺旋 CT 采集,以覆盖整个骨盆。
- 建议静脉注射对比剂。可以口服或经直肠给予对比剂(注意解剖变异)。
- 患者在模拟扫描期间和每日放射治疗期间应充盈膀胱。
  - 对于根治性设置(完整子宫)中的 IMRT 治疗计划,在勾画靶区之前,应融合两个单独的治疗计划 CT 扫描(膀胱充盈和排空),并应采用内靶区(ITV)方法。

全骨盆放射治疗的靶区和兴趣器官的确定

- 2D 计划是基于骨骼解剖学。
- 传统的 WPRT 边界(图 9.1)
  - 上界:L4/L5 或 L5/S1 椎间隙。
  - 下界:闭孔的底部覆盖近端 2/3 的阴道或病变最低处+3cm 边缘。
  - 外侧:超过真骨盆侧缘 2cm。
  - 前部:耻骨联合的前缘。
  - 后部:通过 S2~S3 交界处,如果需要可以外扩足够的边缘。

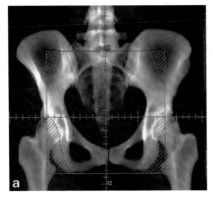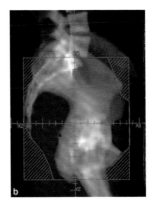

图 9.1　整个骨盆照射的常规边界:(a)AP 野和(b)侧野。

- 当超出放射治疗野时,边界应向上扩展到包括 T12/L1 椎间隙。
- CT 扫描用于勾画 3D 治疗计划的兴趣区。
- WPRT 的淋巴结组轮廓包括以下内容,使用脉管系统作为替代(根据 RTOG 0418 协议)[3]。
  - 较低的髂总淋巴结:髂总淋巴结轮廓的上界位于 L5 椎体顶部,PTV 应位于 L5 的顶部;因此,CTV 的轮廓应距离 L5 顶部 7mm 以上。
  - 髂内淋巴结(闭孔,下至闭孔窝的上 1/3,以及下腹部)。
  - 髂外淋巴结最多达到股骨头顶部的水平。
  - 骶前淋巴结最多达到 S2 的下缘。
  - PTV 为 CTV 周围外扩 7mm。
  - 如受累,包括主动脉旁淋巴结。
- 膀胱:整个膀胱。
- 直肠:包括 PTV 下方体积和直肠乙状结肠区周围骨盆后方上方的体积。
- 小肠:体积至少包括 PTV 上方 2cm,周围环绕小肠通向腹膜边缘。
- 股骨头。
- 骶骨。
- ITV 由全膀胱扫描中勾画的 CTV 产生,并修改为包括排空膀胱扫描靶组织的偏移。

治疗计划

- 两野(AP/PA 野)或 4 野(AP、PA、右侧和左侧野)光子射野。
- IMRT:可用于根治性治疗,可以在辅助治疗中更好地保护正常组织。
- 通常使用 10MV 或更高能量的光子。

关键结构

- 扩大野放射治疗
  - 每个肾脏的 2/3 不应超过 18Gy。
  - 至少 0.03mL 体积脊髓的剂量应限制在 45Gy。

■ 参考 RTOG 0418[3]建议的 IMRT 剂量限制(表 9.1)。

近距离放射治疗

■ 使用各种施源器,包括阴道圆柱体、双串联、串联和卵圆体/环。
■ 常用技术
  ○ 高剂量率(HDR)腔内植入:阴道圆柱体
    ● 患者取背侧截石位。
    ● 放置带气球囊的膀胱导管。
    ● 可选用最大直径的圆柱体(2.0~3.5cm)。
    ● 治疗体位的 CT 模拟扫描用于体积计划。
  ○ HDR 腔内植入物:串联和卵圆体/环
    ● 镇静下的背侧截石位。
    ● 不透射线的标记物放置在子宫颈的前唇和后唇。
    ● 放置膀胱和直肠导管。
    ● 串联施源器位于中线;阴道镭置器/环对称地定位在子宫颈上。
      包裹阴道以取代膀胱和直肠;或者可以使用直肠牵开器。
    ● CT 成像评估施源器放置和近距离放射治疗计划。
  ○ HDR 组织间植入:Syed 技术
    ● 全身麻醉下背侧截石位。
    ● 不透射线的标记物置于可见兴趣病变上。
    ● 将闭孔器置于阴道穹隆内;将模板引入闭孔器并冲洗会阴。
    ● 将 Flexiguide 导管置于模板中,以充分覆盖瘤区。

表 9.1 根据 RTOG 0418[3]适形调强放射治疗的建议剂量限制

	体积(%)	限制剂量(Gy)
小肠	<30	>40
直肠	<60	>30
膀胱	<35	>45
股骨头	<15	>30

- 可在透视或腹腔镜引导下进行。
- 模板在 4 个角落缝合到位。
- 患者入院并且模板保留 2~3 天。
■ 低剂量率(LDR)植入也可用于腔内或组织间途径。

子宫内膜癌

适应证

■ 切除子宫内膜癌后的辅助放射治疗。
■ 术前放射治疗:对于ⅢB 期肿瘤,排除子宫切除前放射治疗。
■ 根治性放射治疗: 适用于手术无法治愈的患者或患有无法切除疾病的患者。

辅助治疗中的 EBRT

■ 定位、固定和模拟扫描
  ○ 按照"一般原则"。
■ 靶区和兴趣器官的确定:
  ○ 建议采用 3D 计划以覆盖全部淋巴结。
  ○ 按照"一般原则"。
  ○ GTV:无。
  ○ CTV:根据"一般原则"勾画淋巴结:
    - 包括所有骨盆淋巴结区域,包括骶前淋巴结。
    - 对于ⅢB 期患者,包括阴道的全长。
    - 如受累,包括主动脉旁淋巴结。
  ○ PTV:按照"一般原则"。
■ 治疗计划
  ○ 按照"一般原则"。
■ 剂量

- 仅对于 WPRT,剂量为 45~50Gy/1.8~2Gy/fx。
- 如果计划进行近距离放射治疗,使用 WPRT 至 45Gy。
- 如果使用扩大野,则给予 PA 野淋巴结 45Gy。

辅助治疗中的近距离放射治疗

- 一般原则
  - 术后 4~6 周或完成 EBRT 后 1 周。
  - 采用阴道圆柱体行 HDR 近距离放射治疗(也可使用镭置器)。
- 定位、固定和模拟扫描
  - HDR 腔内植入物:阴道圆柱体符合"一般原则"。
- 靶区和兴趣器官的确定
  - 治疗阴道近端 4cm。
  - 对于ⅢB 期病变,考虑治疗阴道全长。
  - 勾画膀胱和直肠的轮廓。
- 治疗计划
  - 可以在阴道表面或一定深度(通常距离表面 0.5cm)给予处方剂量。
- 剂量
  - 骨盆 EBRT 后 HDR 加量:6Gy×2(距离表面 0.5cm)可间隔 3 天或更长时间使用。
  - 仅 HDR:每周 10.5Gy×3(表面)。或者:每周 7Gy×3(0.5cm 深度)。

根治性放射治疗

- 一般原则
  - 根据"一般原则",EBRT 用于整个骨盆。
  - 近距离放射治疗可单独用于较小的肿瘤(例如,<2cm),并且没有明显的子宫肌层浸润迹象(图 9.2)。
- 定位、固定和模拟扫描
  - MRI 应用于评估肿瘤浸润深度、位置和大小。
  - 可以使用各种施源器,包括双串联(Rotte Y 型施源器),串联加圆

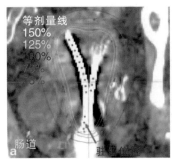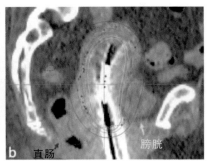

图 9.2 患者女,81 岁,子宫内膜上皮内癌,无法手术,接受 HDR 近距离放射治疗,双串联植入,7.5Gy×5fx。图为根治性治疗子宫内膜癌的近距离放射治疗计划,冠状位(a)和矢状位(b)。

柱体或 Heyman 充气施源器。

- 背部截石位。
- 放置带球囊的膀胱导管。
  - 治疗体位的 CT 模拟扫描可用于体积计划。
- 靶区和兴趣器官的确定
  - 对于 3D 计划,GTV 和 CTV 是子宫。
  - 包括乙状结肠、直肠和膀胱。
- 治疗计划
  - 对于 2D 计划,指定距离子宫底尾侧 2cm(中线)和横向 2cm 处的剂量。
  - 对于 3D 计划(推荐),勾画子宫体积的轮廓并给予处方剂量。
- 剂量
  - 仅 HDR:7~7.5Gy×5fx 或 6Gy×6fx。
  - HDR 和骨盆 EBRT:EBRT 后 6Gy×5fx,每周治疗 2 次。
    - 目前没有标准剂量或标准分次方案,根据美国近距离放射治疗学会指南[1]可以找到其他方案。

宫颈癌

适应证

- 根治性：近距离放射治疗联合 EBRT。
- 术后：EBRT±近距离放射治疗。

辅助或根治性治疗中的 EBRT

- 定位、固定和模拟扫描
  - 有关 WPRT 的详细信息，请参阅"一般原则"章节
- 靶区和兴趣器官的确定
  - 建议采用 3D 计划以覆盖所有淋巴结。
  - 正常结构请参阅"一般原则"。
  - 勾画 GTV（如果适用）和 CTV，包括子宫颈，还包括肿瘤、子宫、宫颈旁、子宫旁和子宫骶骨韧带，以及区域淋巴结的全部范围。
    - 如果累及阴道远端 1/3，必须覆盖腹股沟淋巴结，下界为阴道口。
    - 如果累及阴道后壁，则覆盖直肠周围淋巴结。
    - 如果髂总淋巴结为阳性，则将已知淋巴结上界提高 4cm。如果髂总淋巴结受累，还应考虑治疗后前野淋巴结。
  - PTV：按照"一般原则"。
- 治疗计划
  - 常规技术：2 野（AP/PA）或 4 野（AP、PA、右侧和左侧野）光子野。
  - 四野骨盆边界：包括计划 CT 确定的 GTV 和 CTV。
    - AP/PA 野：上方覆盖 L4~L5，闭孔下方/底部 4cm 的边缘，包括骨盆底部，骨盆横向 2cm。
    - 侧野：按照"一般原则"；确保骶骨前表面后方至少 1.5cm 的后方覆盖。
    - 对于扩大野，在未累及的淋巴结周围包括 2cm 的边缘。

- ○ 特别注意事项
  - AP/PA 野应用于瘦弱患者或子宫骶韧带受累。考虑中线遮挡,以避免与植入物相邻的过量剂量,并向植入物外部的潜在肿瘤负荷区域给予更高剂量,至 40Gy。
  - 对于ⅡB 期或ⅢB 期或淋巴结阳性的疾病,根据反应考虑给予 5.4~9Gy 的加量照射。
- ▪ 剂量
  - ○ WPRT:45~50Gy/1.8~2Gy/fx。

近距离放射治疗——根治性

- ▪ 一般原则
  - ○ 单独近距离放射治疗可用于ⅠA1 期宫颈癌。
  - ○ LDR 或 HDR 可用于可比较的结果。
    - HDR 的优点:无须麻醉、门诊处理、逆向治疗计划可用于优化源驻留位置和驻留时间。
    - HDR 的缺点:与 LDR 相比,分次数更多,因此植入物几何形状必须是最佳的。
  - ○ EBRT 联合 HDR
    - 通常在 EBRT 第 4 周开始,可适当减少肿瘤体积;或在 EBRT 后立即开始。
    - 每周至少植入 1 次,植入当天不进行 EBRT 或化疗。
    - 如果给予大部分 EBRT,则每周植入 2 次(间隔 72h)以完成所有治疗,总治疗时间少于 8 周。
    - 施源器包括串联和环形、串联和卵圆形,或串联和开口环形。
- ▪ 定位、固定和模拟扫描
  - ○ 腔内 HDR 植入:根据"一般原则"进行串联和卵圆形/环形。
- ▪ 靶区和兴趣器官的确定
  - ○ A 点:在串联的平面上,位于子宫外口上方 2cm 及侧方 2cm、子宫动脉和输尿管交叉。

◦ B 点：A 点水平中线外侧 5cm，代表闭孔淋巴结。B 点接受 A 点 1/4~1/3 的剂量。

◦ 膀胱点：在侧位 X 线上 Foley 球囊的后表面和 AP 位 X 线图像上的球囊中心。Foley 球囊充满了 7cm³ 不透射线的对比剂，并向下拉低尿道。

◦ 直肠点：阴道后壁后 5mm 阴道中源处。

◦ 阴道点：在 AP 位 X 线图像上的卵圆形/环形的外侧缘和 X 线侧位图像上的中卵圆形/环形。

◦ 如果使用 3D 计划，则确定 GTV、高危 CTV、中危 CTV、勾画正常组织轮廓，包括膀胱、直肠、乙状结肠和阴道（图 9.3）。

● 欧洲放射治疗与肿瘤学会近距离放射治疗学组（GEC-ESTRO）指南[1]建议，在诊断时确定整个瘤区（GTV$_D$）。这包括诊断时通过临床检查确定的肉眼可见的肿瘤范围，以及 T2 加权 MRI 检测到的肿瘤范围。在 EBRT 之后，但在每个近距离分次治疗之前，基于临床检查和 T2 加权 MRI 确定 GTV$_B$。如果患者仅接受近距离放射治疗，则 GTV$_B$=GTV$_D$。接下来，确定用于近距离放射治疗的高危 CTV（HR-CTV$_B$），这包括 GTV$_B$、整个子宫颈，以及在近距离放射治疗时推测的宫颈外肿瘤浸润。在晚期疾病中，基于近距离放射治疗时在 MRI 所见的 GTV$_D$ 和残余灰色区域，勾画出推测的肿瘤浸润。最终增量体积为中危 CTV（IR-CTV$_B$）；这包括 HR-CTV$_B$，安全范围为 5~15mm。如在诊断时，其未被肿瘤侵犯，则这些边缘受到解剖学边界（例如，膀胱/直肠壁）的限制。最后，

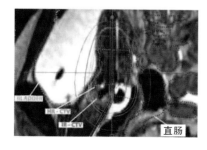

图 9.3　患者女，45 岁，T2aN0M0 期中度分化宫颈鳞状细胞癌，T2 加权矢状位 MRI 图像。HR-CTV 勾画为橙色，IR-CTV 呈粉红色，等距生长但受到未受累解剖学边界的限制。

在图像引导的近距离放射治疗中,假设 PTV=IR-CTV$_B$[2]。

- 治疗计划
  - 通常,剂量已规定为 A 点。
  - 3D 计划和逆向治疗计划 (以及由此产生的驻留位置和时间的优化),越来越多地用于改善靶区覆盖范围,同时最大限度地减少正常组织的剂量(图 9.4)。
- 剂量
  - 早期治疗 A 点剂量为 80~85Gy,晚期疾病剂量为 85~90Gy。
  - 骨盆侧壁剂量早期应为 50~55Gy,晚期疾病应为 55~65Gy。
  - 膀胱和直肠限制剂量低于 75 和 70Gy LDR 等效剂量。
  - 对于 HDR,将膀胱和直肠剂量限制在处方剂量的 65%~70%。
  - 将上阴道限制在 140Gy,将下阴道限制在 90Gy。
    - 仅针对 A 点的剂量详述不足。ICRU 建议报告剂量信息,包括技术描述、参考体积、参考体积大小、膀胱点剂量、直肠点剂量、骨盆壁点剂量和淋巴梯形剂量。
- 特别注意事项
  - 组织间植入的适应证:巨大的宫颈癌(阴道或子宫旁)、巨大或阴道复发,以及宫颈癌在 EBRT 期间未消退。

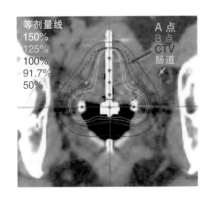

图 9.4   患者女,43 岁,ⅠB2 期子宫颈腺癌,用 EBRT 45Gy 同时顺铂治疗,然后用串联和开环进行近距离放射加量治疗,A 点总处方剂量为 30Gy, 6Gy/fx×5。宫颈癌的近距离放射治疗计划:冠状位图像。

外阴癌

适应证

- 局部晚期病变的新辅助化放疗。
- 原发部位的辅助放射治疗:阳性边缘、淋巴结阳性、血管淋巴管浸润或深部浸润(一般>10mm)。
- 风险淋巴结的辅助放射治疗:临床淋巴结阳性、2 个或多个病理淋巴结阳性或囊外侵犯。
- 根治性照射:适用于非手术患者。
- 近距离放射治疗:作为巨大肿瘤的加量。

EBRT

- 定位、固定和模拟扫描
  - 按照"一般原则"。
  - 特别注意事项
    - 患者体位:仰卧位、蛙腿位或双腿分开。
    - 线淋巴结、外阴、肛门和切口。
  - 根据需要在腹股沟和外阴使用填充物。
- 靶区和兴趣器官的确定
  - 2D 计划的常规野边界
    - 上界:中部骶髂关节(骨盆淋巴结阳性)或 L5/S1(骨盆淋巴结阳性)
    - 侧向
      - AP 野:包括髂前下棘(即腹股沟韧带的内侧 2/3),如果手术夹提示更多的侧向受累,则进一步。如果远远超出风险区域,则无须覆盖整个瘢痕。
      - PA 野:骨盆外 2cm。

- 下界：包括外阴、会阴皮肤和腹股沟内侧淋巴结；通常在小转子下方 2~3cm 处。
- 在特定情况下，可添加中线阻挡，以减少对远端尿道、阴道、肛门直肠和残余外阴的剂量。
  - 建议进行 3D 计划。
  - 如果治疗原发部位，请勾画出外阴瘢痕的轮廓边缘。可能包含骨盆区或正面。
  - 如果治疗淋巴结，勾画单侧或双侧腹股沟淋巴结轮廓。如果骨盆淋巴结为阴性，则包括尾部髂外淋巴结，如果骨盆淋巴结为阳性，则包括髂总淋巴结(图 9.5)。

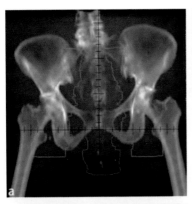
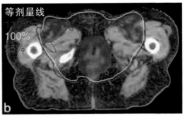
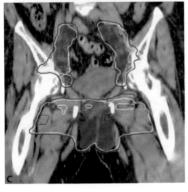

图 9.5　一例 65 岁女性的 IMRT 计划，该患者患有复发的高分化鳞状细胞癌，并经外阴(s/p)多次切除，表现为左侧阴唇和双侧腹股沟淋巴结复发。(a)数字重建 X 线照片(DRR)，叠加淋巴结(绿色)和原发(红色)CTV；(b)轴位和(c)冠状位，CTV 用红色勾画。计划包括全骨盆放射治疗(WPRT)IMRT 45Gy/1.8Gy/fx，使用 18MeV 电子针对会阴进行 15Gy/1.5Gy/fx 加量照射，2 次/天。

治疗计划

- 6MV 或更高能量光子。
- 可以使用各种射野安排。
  - 宽 AP 野和窄 PA 野,部分屏蔽挡块位于前后(AP)野的中心部分。
  - 衔接 AP/PA 野,以包括主要和骨盆淋巴结,并通过单独的前向电子野治疗腹股沟。
  - IMRT 越来越多地被使用。
  - 为了给整个肿瘤补充外阴剂量,应使用对穿野。
  - 在保护股骨头耐受的同时,补充淋巴结剂量,考虑补充电子,半束倾斜光子野或 IMRT。
- 剂量
  - 残留微观疾病:45~56Gy/1.8~2Gy/fx 用于辅助治疗。
  - 残留整个疾病或根治性治疗:标准分次治疗 54~64Gy(未接受化疗,最高 72Gy)。

阴道癌

适应证

- 对于 I 期患者:单独考虑近距离放射治疗。
- 所有其他分期需要结合 EBRT 和近距离放射治疗。
- 放射治疗是 II 期或更晚期疾病的主要治疗方法。

EBRT

- 定位、固定和模拟扫描
  - 按照"一般原则"。
  - 特别注意事项
    - 肿瘤和内部标记物。
    - 如果需要,可以在腹股沟淋巴结使用填充物。

- 靶区和兴趣器官的确定
  - 向下延伸骨盆野,以覆盖整个阴道及病变最下缘以下 3cm 处。
  - 如果远端 1/3 受累,侧野应包括腹股沟淋巴结。
    - 超外边界:髂前上棘。
    - 侧界:大转子。
    - 下界:腹股沟褶皱或坐骨下方 2.5cm。
  - 建议采用 3D 计划,以覆盖全部淋巴结。
  - 在特定情况下,在 EBRT 后计划行近距离放射治疗时,可在 20Gy 后加入中线挡块,以减少膀胱和直肠的剂量。
- 治疗计划
  - AP/PA 野或 4 野。
  - 通常使用 6MV 或更高能量光子。

剂量

- 对于仅采用 WPRT,45~50Gy/1.8~2Gy/fx。
- 如果计划近距离放射治疗,以 45Gy 进行全骨盆放射治疗。

近距离放射治疗

- 一般原则
  - 对于深度<0.5cm 的病变,使用腔内 HDR"一般原则"。有关腔内近距离放射治疗的详细信息,请参阅"一般原则"。
  - 对深度>0.5cm 的病灶,使用组织间近距离放射治疗。
- 定位、固定和模拟扫描
  - 按照"一般原则"。
- 靶区
  - 进行 CT 扫描以制订治疗计划。
  - 对于腔内近距离放射治疗,使用尽可能大的阴道圆柱,以提高黏膜与肿瘤剂量的比例。
  - 对于组织间植入物,应勾画肿瘤的深度,以充分覆盖整个肿瘤病灶。

○ 治疗计划
- 3D 计划和逆向治疗计划(以及由此产生的驻留位置和时间的优化),越来越多地用于改善靶区覆盖范围,同时最大限度地减少正常组织的剂量。

■ 剂量/分割
○ 圆柱体
- HDR 剂量为 5~7Gy,以 0.5cm 的规定深度进入整个阴道黏膜,每周照射 1~2 次,总剂量为 21~25Gy,照射整个阴道长度。
- 使用定制屏蔽的阴道圆柱体,将额外的 21~25Gy 照射肿瘤体积,每次 5~7Gy,规定深度为 0.5cm。
○ 组织间
- 联合 EBRT 和近距离放射治疗植入物的总肿瘤体积剂量为 75~80Gy。

(姚志峰 王骏 陈夏玲 顾欣 陈凝 杨一宁 译)

参考文献

1. Nag S, Erickson B, Parikh S, et al. The American Brachytherapy Society recommendations for high-dose-rate brachytherapy for carcinoma of the endometrium. *Int J Radiat Oncol Biol Phys.* 2000;48(3):779–790.

2. Haie-Meder C, Potter R, Van Limbergen E, et al. Recommendations from Gynaecological (GYN) GEC-ESTRO Working Group (I): concepts and terms in 3D image based 3D treatment planning in cervix cancer brachytherapy with emphasis on MRI assessment of GTV and CTV. *Radiother Oncol.* 2005;74(3):235–245.

3. www.rtog.org/ClinicalTrials/ProtocolTable/StudyDetails.aspx?study=0418 (accessed October 4, 2013).

4. Potter R, Haie-Meder C, Van Limbergen E, et al. Recommendations from Gynaecological (GYN) GEC ESTRO working group (II): concepts and terms in 3D image-based treatment planning in cervix cancer brachytherapy-3D dose volume parameters and aspects of 3D image-based anatomy, radiation physics, radiobiology. *Radiother Oncol.* 2006;78:67–77

第 **10** 章

淋巴瘤和骨髓瘤

Jeffrey A. Kittel，Roger M. Macklis

一般原则 …………………………………………………… 178

霍奇金淋巴瘤 ……………………………………………… 189

非霍奇金淋巴瘤 …………………………………………… 191

放射免疫治疗 ……………………………………………… 192

蕈样肉芽肿 ………………………………………………… 195

多发性骨髓瘤/浆细胞瘤 ………………………………… 198

骨孤立性浆细胞瘤(骨浆细胞瘤) ……………………… 200

髓外浆细胞瘤 ……………………………………………… 201

全身照射 …………………………………………………… 202

参考文献 …………………………………………………… 204

一般原则

- 淋巴瘤代表了一组异质性的疾病实体，使得治疗计划细节在很大程度上取决于具体情况。
- 剂量处方和靶区将由特定疾病实体确定。
- 在化疗前由放射治疗肿瘤学医师对淋巴瘤患者进行细致地观察、评估和检查,以充分了解疾病的发病情况。

治疗野

- 霍奇金淋巴瘤(HL)和非霍奇金淋巴瘤(NHL)的治疗野设计遵循相同的一般原则。
- 野边界和靶区勾画一直存在争议，但目前的做法是尽可能减小照射野大小。
- 淋巴结覆盖的主要方法如下，按野大小减小的顺序(详见"靶区和兴趣器官的确定")：
  - 总淋巴照射(TLI)：包括斗篷野和倒 Y 延伸野。
    - 目前很少使用。
  - 部分淋巴照射(STLI)：包括斗篷野和主动脉旁野，不包括骨盆淋巴结。
  - 延伸野放射治疗(EFRT)，又名"经典野"。
    - 斗篷野：包括横膈上方的所有主要淋巴结。
    - "倒 Y"野(又称膈下野)：包括主动脉旁、盆腔淋巴结和脾。
  - 区域野和累及野放射治疗(IFRT)
    - 仅治疗部分经典野。
      - 累及淋巴结野和初级未受累淋巴结(区域野)。
      - 仅累及淋巴结放射治疗(IFRT)。
    - 淋巴结外部包括整个相关器官。
  - 累及部位放射治疗(ISRT)
    - 使用临床判断与最佳治疗前后成像相结合，治疗原发受累淋巴结、可能的亚临床受累，以及任何淋巴结外受累，以适应治疗后存在风险的部位。
    - 美国国家综合癌症网络(NCCN)新近采用 HL 和 NHL 标准。
  - 累及淋巴结放射治疗(INRT)
    - 仅治疗由最佳成像发现的受累淋巴结，包括治疗前 FDG-PET 扫描，以适应治疗后存在风险的部位。
    - ISRT 的特殊情况。

定位、固定和模拟扫描

- 体积治疗计划(平坦表面 CT 模拟扫描),用于确定 GTV、CTV 和 PTV。
- 定位
  - 仰卧,颈部伸展,手臂高于头顶,使腋下淋巴结远离胸壁,允许更多的肺屏蔽。
  - 儿童:双手叉腰。
    - 允许肱骨头屏蔽,最大限度地减少锁骨上和下颈部的组织褶皱。
- 固定
  - 许多系统工具(例如,真空垫和热塑性模具)市面有售,以可重复、患者易于适应的方式将手臂定位在头部上方。当治疗头颈部疾病时,应使用热塑面罩。

靶区确定

- 可触及的淋巴结应在模拟扫描时用金属丝标记以便可视化。
- 参考所有化疗前和化疗后的 CT 扫描。
- 参考化疗前 PET–CT。
  - 如果放射治疗计划在 PET 之前,PET 扫描应在治疗体位固定时进行。
- 根据表 10.1 中详述的标准,使用 CT 或 PET 扫描确定每个初始受累淋巴结的化疗后缓解状态。

靶区和兴趣器官的确定

- “经典”淋巴瘤野为了解现代 EBRT 野的演变奠定了基础。
- 需要了解疾病结局和毒性数据的长期结果。
- 斗篷野(图 10.1)
  - 上界包括下颌骨的下部和乳突尖。下界应邻近横膈的入口(T10~T11)。
  - 侧向,照射野应包括腋窝,不包括肱骨头。

表 10.1　淋巴瘤的反应标准

	IWC CT 标准	PET 标准
CR	临床和(或)放射学所示病灶完全消失	−IWC 的 CR,PET 完全阴性 −IWC 的 CRu、PR 或 SD,如果在治疗前为阳性,则 PET 为完全阴性,BMB 为阴性 −IWC 的 PD,具有完全阴性的 PET 和 CT 异常(新病变、先前病变的尺寸增大),直径 1.5cm(肺部 1.0cm)、BMB 阴性(如治疗前为阳性)
CRu	肿瘤大小至少减小 75%	−IWC 的 CRu,PET 完全阴性,但 BMB 不确定 −IWC 的 CR、CRu 或 PR,先前受累淋巴结/淋巴结肿块的位置,PET 阳性
PR	肿瘤大小至少减小 50%	−IWC 的 CR、CRu、PR 或 SD,在先前受累淋巴结/淋巴结肿块的位置之外,PET 阳性 −IWC 的 SD,在先前受累淋巴结/淋巴结肿块的位置,PET 阳性。如果先前直径>1.5cm,则缩小至<1.5cm;如果先前直径为 1.1~1.5cm,则缩小至<1cm −IWC 的 PD,PET 阳性结果对应于 CT 异常(新病变、先前病变的尺寸增大)
失败	减小 <50% 或肿瘤大小增大	−IWC 的 PD,PET 阴性和 CT 异常(新病变、先前病变的尺寸增大):直径<1.5cm(肺部<1.0cm)

缩写:BMB,骨髓活检;CR,完全缓解;CRu,不能确定完全缓解;IWC,国际组织标准;PD,疾病进展;PR,部分反应;SD,疾病稳定。

Source:Adapted from Refs. 1 and 2.

○ 肺挡块符合纵隔轮廓,受累淋巴结周围的边缘不超过 0.5cm。包括肺门淋巴结。勾画肺挡块的上界以暴露锁骨下区域(这里的淋巴通道与腋窝和锁骨上淋巴结区域连通)。因此,肺挡块应从第 3 肋开始向下外侧延伸至第 6 肋。

○ 喉部挡块可以从开始或 20Gy 后置于甲状软骨和环状软骨的下半部(只要不阻挡病变)。如果脊髓总剂量计算得较高,则可考虑使用

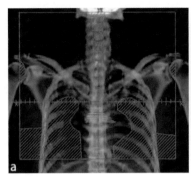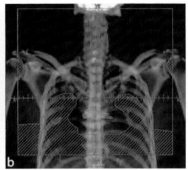

图 10.1 不伴有(a)和伴有(b)心脏挡块的前后位(AP)斗篷野。隆突以绿色勾画以供参考。

后颈髓挡块(5 HVL)(通常剂量>40Gy,剂量≤36Gy 则不需要)。

○ 对于心包延长或纵隔肿块明显向下延伸的患者,将整个心脏轮廓治疗至 15Gy,然后在左心室顶部放置挡块。在 30Gy 后放置一个隆突下挡块(隆突下方 5cm)以进一步屏蔽心脏。

■ 倒 Y 野(图 10.2)。

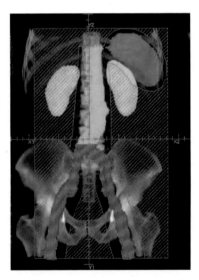

图 10.2 倒 Y 野。主动脉旁淋巴结以绿色勾画;盆腔淋巴结为红色;脾脏为蓝色;肾脏为淡蓝色。

- 上缘与斗篷野衔接,并有适当的间隙计算(可以使用 10cm 深的重叠;间隙 2~3cm)。
- 右侧范围至横突或包括受累的淋巴结, 边缘 1cm, 左侧范围至胸腔,包括整个脾脏(包括手术夹和 2cm 的边缘,以考虑呼吸运动)。
- 髂淋巴结的确定最好通过淋巴管造影或 CT,淋巴床周围 0.5cm 的边缘。
- 主动脉旁部分的下界位于 L4~L5, 在此之后, 骨盆野向外侧延伸 1.5~2cm,超过骨盆最宽的点,并向下至少延伸至小转子。
- 如果疾病超出这些标记, 或者如果使用影像检查来更精准地勾画淋巴结的解剖结构,则可以修改边界。
- 在男性患者中,放置中线挡块,并使用睾丸屏蔽,将剂量减少至处方剂量的 0.75%~3%,后者主要来自内部散射。
- 在女性患者中,除非进行了卵巢固定术,否则下界不应低于骶髂关节的上层水平,以限制辐射对卵巢的散射剂量。放置 10HVL 挡块,以在卵巢固定术后屏蔽移位的卵巢。

- 区域野
  - 累及野(根据表 10.2)加上至少一个相邻的临床未累及区域。
  - 淋巴结外疾病:治疗累及器官或区域,引流淋巴结区域。
- IFRT 选择野的特殊考虑因素
  - 颈椎/锁骨上(SCV)疾病:如果双侧淋巴结受累,则治疗双侧区域。
  - 纵隔疾病:如果涉及一个颈链,则包括单侧颈椎野阻挡对侧颈部,如表 10.2 所述。如果涉及两个颈部区域,则治疗无腋窝的斗篷野。
  - 淋巴结外疾病:治疗整个累及器官或受累部位。
- ISRT
  - 化疗前 GTV 是根据最佳可用成像的受累区域的临床判断来确定的。
  - 化疗后 CT 或 PET/CT 用于勾画化疗后 GTV(GTV,如果适用)。
  - 化疗后 CTV=化疗前 GTV+化疗后 GTV+边缘
    - 如有可能,融合预成像,包括带有模拟 CT 扫描的化疗前 GTV,

表10.2　累及野的边界

淋巴结区	上方	下方	外侧	内侧	注释
颈椎/SCV（图10.3）	乳突尖下的上方1~2cm，通过下颌中点	锁骨下方2cm处	包括锁骨内侧2/3	SCV未累及，包括同侧横突。如内侧淋巴结受累，包括整个椎体。SCV累及，包括对侧横突	头部过伸，手臂置于两侧。喉部遮挡，如淋巴结受累，则增加19.8Gy。当剂量>40Gy时，后部颈髓加用挡块。如果仰卧，口后部加用挡块。如为I期，遮挡喉部及其上方椎体
纵隔/肺门（图10.4）	如果累及SCV，喉的顶部至C5/C6椎间隙，如果不累及SCV，则至喉的底部	在隆突下方5cm处，或在化疗前GTV下方2cm处	化疗后GTV+1.5cm的边缘	N/A	如未受累，包括B/L肺门+1cm；如受累，则外扩1.5cm
腋窝（图10.5）	C5/C6椎间隙	肩胛骨下端或最低腋窝淋巴结下方2cm	Flash腋窝	同侧横突。如果累及SCV，则包括椎体	如腋窝淋巴结受累，双手手臂上举；否则，双手又腰或定位于两侧。手臂上举，包括SCV和ICV淋巴结区域

（待续）

表 10.2（续）

淋巴结区	上方	下方	外侧	内侧	注释
腹主动脉旁/脾脏（图 10.2，绿色区域代表 PA 野）	T11 顶部，或至少比化疗前 GTV 高 2cm	L4 底部或化疗前 GTV 下方至少 2cm	横突边缘，或距离化疗后 GTV 至少 2cm	N/A	手臂位于两侧。如受累，包括肝门。勾画肾脏轮廓，使用肝挡块。考虑肾脏灌注检查
腹股沟/股骨髂外（图 10.2，红色区域代表股腹沟）	SI 关节中部	小转子下方 5cm，包括股骨淋巴结	大转子，或距化疗前 GTV 至少 2cm。如果阴性，股骨分开	闭孔中缘，距化疗前 GTV 至少 2cm	如累及髂总淋巴结，延伸至 L4/L5 椎间隙，至少化疗前 GTV 高 2cm。可适当采用硅胶腰位。以开合式防护器和 cerrobend 双侧遮挡睾丸

缩写：GTV，整个瘤区；ICV，锁骨下；PA，后前；SI，骶髂；SCV，锁骨上。

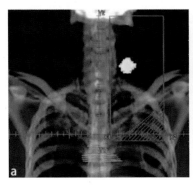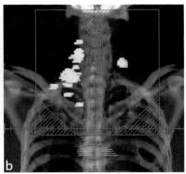

图 10.3　颈部淋巴结野：单侧(a)和双侧(b)。淋巴结病灶以黄色表示，隆突以绿色表示，以供参考。

然后勾画化疗后的轮廓(如果适用)。

- 扩展化疗前 GTV+化疗后 GTV，以适应与次优化疗前成像相关的不确定性(例如，缺乏 PET，不同的患者体位，成像和化疗开始之间的大量时间)，根据不确定程度，通常增加 1~2cm[3]。
- 使用临床判断排除未受淋巴瘤(如血管、肌肉、骨骼、肺、肾等)影响的正常结构。
- 适应化疗前和化疗后扫描的解剖学变化。
  ◇ 在纵隔中，CTV 的上下径应保持与化疗前体积相同。CTV 的侧边界不应超过正常纵隔或残余淋巴结。

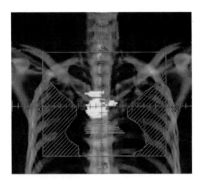

图 10.4　纵隔野。病灶以黄色表示，隆突以绿色表示，以供参考。

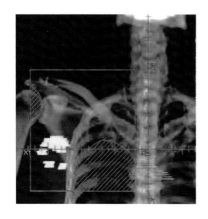

图 10.5　腋窝野。病灶以黄色表示,隆突以绿色表示,以供参考。

- 如果没有可用的化疗前影像, 则使用临床判断和所有可用信息来确定化疗后 CTV。
- 通常,化疗后 CTV 应大于 INRT(见下文)。
- 如果最初累及的淋巴结间隔>5cm,可能需要确定单独的 CTV。
- 根据对化疗的临床反应进一步进行 CTV 修正(表 10.1)。
  - 完全缓解(CR)或 CRu:如果是 CRu,淋巴结残余应包括在 CTV 中。
  - 部分反应(PR):应勾画两个 PTV:PTV1 是化疗前 GTV_{PET} +化疗前 GTV_{CT}+化疗后 GTV 的扩展,而 PTV2 仅是化疗后 GTV 的扩展。
- ITV=CTV+边缘,以适应肿瘤运动。
  - 技术包括 4D CT、透视或差异扩张(例如,上下方向 1.5~2cm)。
- PTV=CTV(或 ITV)+边缘,以适应设置的不确定性。
  - 取决于机构或临床医生,取决于固定、人体部位等。在纵隔,通常认为 0.5~1cm 已经足够。
- INRT:是 ISRT 的一个特例[8]。
  - 化疗前 CT 用于勾画化疗前(GTV_{CT})。
  - 化疗前 PET 用于勾画化疗前(GTV_{PET})。
  - 化疗前 PET/CT、化疗前(GTV_{CT})和化疗前(GTV_{PET})与化疗后模拟 CT 图像融合。

- 化疗后 CT 或 PET/CT 与化疗后模拟 CT 图像融合，用于勾画化疗后 GTV(如果存在)。
- 化疗后 CTV=化疗前 GTV_{CT}+化疗前 GTV_{PET}+化疗后 GTV。
  - 没有从 GTV 扩展到 CTV。
  - 如 ISRT 所述(见上文)，根据正常组织边界和对化疗的临床反应修改化疗后 CTV。
- ITV=CTV+边缘，以适应肿瘤运动，如 ISRT 所述(见上文)。
- PTV=CTV(或 ITV)+边缘，以适应设置的不确定性，如 ISRT 所述(见上文)。

- 常规识别正常的解剖结构。
  - 肺(左右分开识别，然后合并为肺复合体积)。
  - 心脏:从其底部(RTOG 定义:从升主动脉起源的 CT 层面开始并包括大血管)到心尖。
  - 肾脏:可能需要挡块限制剂量。
  - 脊髓:应在每层 CT 图像上勾画轮廓。
  - 肝脏:根据肿瘤位置和射野大小的需要。

治疗计划

治疗

- 如果使用 AP/PA 野进行常规治疗，则野的大小应至少为 5cm×5cm。考虑不同加权的 AP/PA 野。
  - 虽然常规使用 2D 治疗计划，3D 计划已成为标准。
- 2D 技术已经由 3D 治疗计划替代，以覆盖相同的危险区域，同时限制正常组织的剂量。出于对更高的总剂量的考虑，特别是在年轻患者中，通常避免使用 IMRT。

关键结构

- 对于大多数治疗淋巴瘤的剂量处方，关键结构的剂量通常都在耐受范围内,除了用于肺、肝和心脏。

- 如"靶区和兴趣器官的确定"中所述,应阻挡肺、脊髓、心脏、喉和肾。

技术因素

线束能量

- 光子能量:6~10MV。

射束整形

- 使用多叶准直器或单独成形(5HVL)定制挡块,用于靶区外的正常组织防护。

异质性校正

- 胸部肿瘤的大多数剂量处方通常基于同质组织密度的假设。最近,在放射治疗实践中已经采取措施来区分异质性质, 以更精确地预测剂量、剂量沉积、正常组织毒性和结果。因此,现在推荐在一般治疗计划中进行异质性校正。

霍奇金淋巴瘤

一般原则

- 目前分期决定治疗选择[9]。
- 根据患者情况和疾病病情的不同,早期疾病(ⅠA 或 ⅡA)患者可考虑使用治疗性 EBRT。
  - 大多数患有早期疾病的患者,目前接受短程化疗和 IFRT 治疗,而不是单独使用放射治疗。
  - 早期结节性淋巴细胞为主 HL 患者,可单独接受放射治疗。
  - 对任何分期出现巨大肿块或不完全反应的患者,通常采用化疗和

EBRT 的联合治疗。

技术因素

射野安排

- 如果单独使用放射治疗,则优选广泛野,以覆盖亚临床淋巴结(参见上文"一般原则"中的"靶区和兴趣器官的确定")。
- 如果使用 AP/PA 野进行治疗,应考虑不同的加权,以根据疾病负荷优化剂量分布。

剂量/分割

- 对 HL 的剂量存在一些争议。
- 目前的标准剂量范围为 30~40Gy,采用常规分割(1.8~2Gy/fx),考虑到肿瘤残留部位或不利风险组,给予额外 4~10Gy 加量照射。
- 一般剂量指南
  - 根治性放射治疗
    - 临床未受累的部位,30Gy;临床受累的部位则增加至 36~40Gy。
  - 辅助放射治疗
    - Ⅰ~Ⅱ期,非巨大肿块
      - CR:ABVD 后 20~30Gy,Stanford Ⅴ 方案后 30Gy。
      - PR:30 ~35Gy。
    - 巨大肿块(所有分期)
      - CR:ABVD 为 30~36Gy,Stanford Ⅴ 方案为 36Gy。
      - PR:36~40Gy。
    - 对于巨大肿块或晚期肿瘤的短程化疗:36Gy。
    - 儿科患者:21~24Gy。

非霍奇金淋巴瘤

一般原则

- 非霍奇金淋巴瘤由 40 余种不同的临床/组织学实体组成[10]。
- 本节重点介绍最常见的实体:弥漫性大 B 细胞、套细胞、滤泡性、淋巴结外边缘区大 B 细胞(MALT)淋巴瘤。

惰性淋巴瘤

低级滤泡性淋巴瘤

- 1/3 的病例是早期阶段,IFRT 可用于治疗。
- 使用的剂量范围为 25~40Gy,常规分割(1.8~2Gy/fx)。

淋巴结外边缘区大 B 细胞淋巴瘤

- 淋巴结外部位疾病(即胃、唾液腺、咽淋巴环、甲状腺、眼、肠等)[11]
- 胃 MALT
  - 放射治疗用于标准治疗后[三联疗法:"质子泵抑制剂(PPI)、克拉霉素和阿莫西林(或甲硝唑)]无反应或无进展。
  - IFRT 对胃、胃周和腹腔淋巴结的剂量为 30~35Gy。
  - 模拟扫描和计划方法
    - 模拟扫描时口服对比剂。
    - 勾画 GTV 和靶区淋巴结组轮廓。
    - 胃部轮廓外扩数厘米(3~5cm),以包绕靶区淋巴结。
    - 指导患者空腹进行模拟扫描和每日治疗。
    - 传统使用 AP/PA 野。
    - 具有复杂野设置的 3D 适形治疗,目前有利于保护同侧肾脏。
- 非胃 MALT 通常用 IFRT 治疗,24~36Gy。

- 眼眶 MALT：可考虑 25~30Gy。射野设置包括 IMRT、对侧（如果试图保护晶状体则为 D 形），或具有晶状体屏蔽的前向电子。

复发或难治性低度恶性淋巴瘤

- 可以进行姑息治疗，剂量低至 4Gy/2fx，具有很好的反应性和控制率。

侵袭性淋巴瘤

弥漫性大 B 细胞淋巴瘤

- 剂量/分割主要取决于分期、化疗反应、风险因素、化疗周期数[10,11]。
  - 早期：化疗后，对于 CR，IFRT 剂量为 30~36Gy；对于 PR，剂量为 40~50Gy。
  - 晚期：对于体积大或残留的病灶，可以考虑化疗后的放射治疗，但这是有争议的。

套细胞淋巴瘤

- 因为这通常表现为 Ⅳ 期，EBRT 仅在极少数情况下使用，例如 Ⅰ~Ⅱ 期的联合化放疗，特别是对于巨大肿块的疾病。
- 剂量为 15~30Gy。

放射免疫治疗

一般原则

- 两种放射免疫药物是美国 FDA 批准用于治疗复发或难治性低级别、滤泡性或转化的 B 细胞 NHL，包括利妥昔单抗难治性滤泡性 NHL 患者；Bexxar（托西莫单抗）也适用于转化的 CD20+NHL。
  - Zevalin（光谱制药，尔湾市，加利福尼亚州）——替伊莫单抗：^{90}Y 标记的 IgG k，鼠单克隆抗 CD20 抗体。单独的同位素 ^{111}In 用于成像，电子捕获衰变，2.8 天的半衰期。

- ○ Bexxar(葛兰素史克,布伦特福德,米德尔塞克斯,英国)——托西莫单抗:^{131}I 标记的 IgG 鼠抗 CD20 抗体。由于排泄量可变,剂量基于个体患者的药代动力学。
- ○ 表 10.3 总结了两种药剂的主要特征。
- 禁忌证
  - ○ 骨髓受累超过 25%。
  - ○ 受累骨髓储备
    - 之前的 EBRT 使超过 25% 的骨髓受累。
    - 血小板计数<10^5。
    - 中性粒细胞计数<1500。
  - ○ 基于治疗前成像的生物分布的改变。
  - ○ Bexxar 的人类抗小鼠抗体。

表 10.3　常用放射免疫治疗剂的特征

表 LJ-淋巴-4	Zevalin	Bexxar
抗体		
给药前(冷)	嵌合体(利妥昔单抗,RTX)	小鼠(托西莫单抗,TST)
放射性标记	小鼠 IgG1	小鼠 IgG2
总剂量	250mg/m²×2	485mg/m²×2
同位素	^{90}Y	^{131}I
物理半衰期	2.7 天	8.0 天
最大能量	仅 2.3MeV β 射线	0.6MeV β 射线+364keV γ 射线
平均路径长度	5.3mm(约 150 个细胞直径)	0.80mm
非肿瘤摄取	骨	甲状腺
给药		
血小板>150 000	0.4mCi/kg	75cGy 全身剂量
血小板 100~150 000	0.3mCi/kg(最大 32mCi)	65cGy 全身剂量
估计全身剂量	60cGy	75/65cGy
平均肿瘤剂量	1700cGy	895cGy

表 10.4　放射免疫治疗的实施步骤

天	描述	细节
0	选择患者	骨髓活检和成像预处理
0	冷抗体 RTX:Zevalin(Z) TST:Bexxar(B)	未标记的抗体(Ab)通过与 B 淋巴细胞和具有 Fc 受体(脾)的细胞结合来优化放射性标记的抗体。因此,冷 Ab 阻断放射性标记的抗体与正常器官的结合并消耗正常 B 细胞。它还使渗透更深,并使分布更均匀。注意:Zevalin 给药时冷 Ab 的剂量为 250mg RTX,而单用 RTX 为 375mg/m²
0+4	示踪剂量	给予小剂量(5mCi)放射性标记抗体以评估生物分布并确保不发生汇集。对于 Zevalin,^{111}In 与替伊莫单抗而不是 ^{90}Y 偶联,由于其发射纯 β 射线而不能成像。在 Bexxar 存在的情况下,相同的抗体/同位素用于成像和治疗
1,2(Z) 0,2 和 6(B)	成像 第 4 天第三 Zevalin 扫描是可选的	通过核医学获得 γ 相机图像。对于 Zevalin,这些扫描用于确保不会发生汇集。Bexxar 扫描用于计算清除率和治疗剂量,因为清除比 ^{90}Y 更难预测。对于快速和慢速清除的患者,这允许曲线下面积相同。对于 Zevalin,骨髓吸收剂量不能预测毒性;因此,不需要详细的剂量测定。改变 Z 的生物分布被定义为浓聚灶:肺>心脏(图像 1),或肺>肾脏/肝脏(图像 2~3),第 2 天或第 3 天的后前位图像的肾脏>肝脏,第 2 天和第 3 天正常的摄取肠道>肝脏
7	甲状腺细胞保护作用(仅 Bexxar)	在 Bexxar 存在的情况下,当连接的抗体被分解时,游离的 ^{131}I 漂浮在血流中,因其可以被甲状腺吸收,导致甲状腺功能减退。因此,在治疗前一天,开始使用卢戈(Lugol)溶液/碘化钾,并在治疗后持续 14 天,以使甲状腺对碘的摄取饱和

(待续)

表 10.4(续)

天	描述	细节
8	治疗	Zevalin 的剂量是基于体重/血小板计数,而 Bexxar 是基于清除/血小板计数(见表 10.3)。注入几分钟,监测任何输液相关反应。需要密切关注辐射安全措施
8	发布说明	大多数(基本上所有 Zevalin)患者都可以立即离开。碘 ^{131}I 发射 γ 射线,需要特别交代 Bexxar 患者在单独的床上睡觉、不要长途旅行、与他人保持>1.8m 的距离、避免与儿童和孕妇接触等

治疗

- 成功进行放射免疫治疗需要多个步骤,需要多学科协调。表 10.4 总结了 Zevalin 和 Bexxar 的治疗步骤。

蕈样肉芽肿

一般原则

- 放射治疗适用于局部疾病的针对性治疗和播散性皮肤病、淋巴结和(或)内脏病变的症状缓解。
  - Ⅰ 期蕈样肉芽肿最常用表层电子束局部放射治疗。
  - 对于 T2~T4 疾病,可以将包绕主要疾病部位多野治疗或全身皮肤电子束治疗(TSEBT)作为主要治疗。

定位、固定和模拟扫描

- 根据治疗部位和使用治疗方法的类型而变化。
- TSEBT 将在另一节中讨论。

靶区和兴趣器官的确定

- ⅠA 期蕈样肉芽肿。
  - 疾病区域边缘为 2~3cm，确保覆盖深度为 4mm。
  - 应尽可能使用单野照射。
  - 由于尺寸或几何约束而进行射野衔接，应每周进行射野衔接点的羽化，才能最大限度地提高剂量均匀性。
- ⅠB、Ⅱ和Ⅲ期蕈样肉芽肿
  - ⅠA 期中定义的多野可用于治疗更晚期疾病的主要疾病部位。
  - TSEST 也应使用。
    - ⅠB 和Ⅱ期疾病的靶区包括表皮和真皮。
    - Ⅲ期(皮肤肿瘤)疾病的靶区包括肿瘤的全部深度。

治疗计划

局部治疗

- 通常，对于正穿电子野、浅表 X 线单元或使用组织等效物的高能光子(例如，6MV)行临床设置。

关键结构

- 在模拟扫描时，临床设置和技术将始终考虑相邻的正常结构(例如，皮肤褶皱、眼睑等)，通常导致复杂的临床设置。

技术因素

线束能量

- 根据肿瘤特征进行选择。
- 电子束(6~12MeV)，浅表 X 线或使用组织等效物的更高能量光子(例如，6MV)。

射束成形

- 安装在相应电子线限光筒上的挡块用于射束成形。

剂量/分割

- ⅠA 期蕈样肉芽肿
  - 20~30Gy，1.8~2Gy/fx。
- ⅠB、Ⅱ 和Ⅲ 期蕈样肉芽肿
  - 使用多野时，适用与ⅠA 期相同的指南。

TSEBT

- 9 周结束，1Gy/d，4 天/周，第 4 周后休息 1 周，总剂量为 36Gy（36 个治疗日）。
  - 对于 TSEBT，深度 4mm 处处方剂量为≥26Gy，表面剂量为 31~36Gy[4]。
  - 可以在进行 TSEBT 前 1~2 周对巨大肿块或症状区域进行加量治疗。
  - 单次剂量分为 4~6Gy，或 10~20Gy/5~10fx，使用对穿电子（能量取决于靶深度），边距为 1cm。
- 6 个治疗位置确保完全覆盖皮肤（图 10.6）。
- 治疗周期包括每天治疗的 6 个视野中的 3 个，每周 4 天的周期交替。
  - 每周日程（仅 4 个治疗日）是第 1 天的 AP 野/右后斜野/左后斜野和第 2 天的 PA 野/右前斜野/左前斜野，第 3 天和第 4 天重复一次。
  - 此循环重复 9 次。
- 每个治疗位置都用分割野进行治疗，以最大限度地提高剂量同质性。
- 使用指甲和眼睛挡块，以防止这些区域剂量过高。
- 在这些治疗位置，足底、头皮、乳腺下、松果体、肛周、臀部/大腿、大腿内侧和会阴部皮肤区域可能剂量不足。
  - 建议对剂量不足的区域进行加量处理。

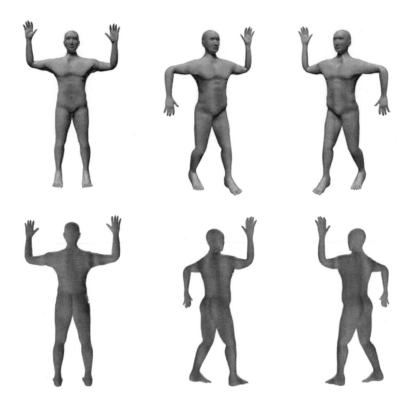

图 10.6　用于全身皮肤治疗的 6 个治疗体位(从左到右)：前后位、右前斜位、左前斜位、后前位、右后斜位和左后斜位。

多发性骨髓瘤/浆细胞瘤

一般原则

- EBRT 仅用于多发性骨髓瘤的姑息治疗。
- 姑息治疗的适应证包括与骨或软组织疾病相关的疼痛、神经损害，或矫形固定后的病理性骨折或即将发生的病理性骨折[5]。
- 放射治疗通常以与化疗相关的续贯方式给予，因为同步治疗的毒性可能很大。

定位、固定和模拟扫描

- 根据所治疗的部位而变化。通常,患者在没有任何特殊固定的情况下采用仰卧,但需确保靶部位设置的可重复性。

靶区和兴趣器官的确定

- 病变影像加上 2cm 的边缘。在长骨中不需要覆盖整个骨,除非有的患者几乎治疗整个骨,并且整个骨治疗使将来的射野衔接更容易。
  - 对于椎体病变,整个椎骨应包括上下 1 个或 2 个椎体。
  - 过去使用半身照射进行化疗后的巩固,但现在已放弃使用。

治疗计划

治疗

- 对于大多数治疗,常规治疗计划已足够,通常设置 AP/PA 野。
- 如果要避免软组织疾病或附近的关键结构,可以使用基于 3D CT 的治疗计划。

关键结构

- 用于治疗骨髓瘤的剂量很少超过正常组织耐受性,并且不常规勾画正常结构。对于可能超出耐受性的特定情况,如本文其他地方所述,根据传统剂量限制完成 3D 治疗计划并行结构限制。

技术因素

射线能量

- 光子能量:6~10MV。

射束整形

- 使用多叶准直或单独成形(5HVL)定制挡块,用于靶区外正常组织的保护。

剂量/分割

- 最常用的骨痛缓解剂量方案为 20~30Gy/5~15fx（2~4Gy/fx）。多发性骨髓瘤放射敏感性更高；考虑 15~20Gy 或单次照射 8~10Gy。
- 应限制治疗野，以保护骨髓的储备功能。
- 在多发性骨髓瘤引起的脊髓压迫的情况下，应使用长程辐射（例如，30Gy/10fx）[6]。

骨孤立性浆细胞瘤（骨浆细胞瘤）

- 放射治疗是骨孤立性浆细胞瘤的标准治疗，手术用于病理性骨折或稳定即将发生的骨折，放射治疗作为辅助治疗[7]。

固定和模拟扫描

- 根据所治疗的部位而变化。通常，患者在没有任何特殊固定的情况下是仰卧的，但需确保靶部位设置有适当的可重复性。

靶区和兴趣器官的确定

- 影像或临床确定的病变加上 2~3cm 的边缘。
- 对于椎体病变，整个椎骨应包括上下 1 个或 2 个椎体。

治疗计划

治疗

- 对于大多数治疗，常规治疗计划已足够，通常设置 AP/PA 野。
- 如果需要避免软组织疾病或附近的关键结构，可以使用基于 3D CT 的治疗计划。

关键结构

- 根据病变位置和给予的剂量确定。

技术因素

射线能量

- 光子能量:6~10MV。

射束整形

- 使用多叶准直或单独成形(5 HVL)定制挡块,用于靶区外正常组织的保护。

剂量/分割

- 40~50Gy/2Gy/fx 的剂量是最常用的治疗方案。

髓外浆细胞瘤

- 放射治疗是髓外浆细胞瘤的标准治疗方法。

定位、固定和模拟扫描

- 根据所治疗的部位而变化。通常,患者在没有任何特殊固定的情况下是仰卧的,但需确保靶部位设置有适当的可重复性。

靶区和兴趣器官的确定

- 影像或临床确定的病变外扩 2~3cm。

治疗计划

治疗

- 对于大多数治疗,常规治疗计划已足够,通常设置 AP/PA 野。
- 如需要避免软组织疾病或附近的关键结构,可以使用基于 3D CT 的治疗计划。

关键结构

- 根据病变位置和给予的剂量确定。

技术因素

射线能量

- 光子能量:6~10MV。

射束整形

- 使用多叶准直或单独成形(5 HVL)定制挡块,用于靶区外正常组织的保护。

剂量/分割

- 40~50Gy/20~25fx 的剂量是最常用的治疗方案。
  - 50Gy 推荐用于巨大肿块病变。

全身照射

一般原则

- 在接受造血移植之前，单独使用或作为骨髓清除方案的一部分用于化疗的辅助，以调节宿主骨髓。
- TBI 没有标准的治疗技术;不同治疗方法存在剂量分布的显著差异。
- 技术
  - AP/PA 野是通过固定射线扫描卧位患者(仰卧和俯卧)。
  - AP/PA 野是通过旋转机架头扫描卧位患者(仰卧和俯卧)。
  - 弧形、螺旋断层放射治疗等。

定位、固定和模拟扫描

- 各种 TBI 技术。
- 目标:将低剂量率放射治疗(5~10cGy/min)递送至脐部中线,以获得±10%的均匀度。
- 要达到 90%或更高的表面剂量, 在患者前方 10cm 处放置 1~2cm 厚的丙烯酸树脂(称为射束缓损器)。

对穿侧野技术

需要了解由于四肢厚度减少导致的侧向剂量效应(D_{max} 剂量与中位剂量的比率)。

- 患者坐位并用对穿侧野进行治疗,使用 10MV 光子束和安装在托盘上的组织补偿器,与脐部中点的处方剂量相比,剂量均匀度在±10%以内。
- 患者的背部支撑在治疗床上。
- 手臂跟随身体轮廓并遮住肺部;然而,使用手臂屏蔽肺部会导致剂量不均匀,建议使用补偿器。

AP/PA 野技术

提供更好的剂量均匀性,减少组织补偿的需要(肺挡块除外)。

- 患者于脐部水平 410cm 源轴距(SAD)AP/PA 野假等中心取站立位。
- 40cm×40cm 射野,准直器旋转 45°。
- 保护带和臂/腿杆有助于重复性。
- 部分传输肺挡块用于屏蔽肺部, 并用螺钉固定在靠近患者的塑料支架上。
- 医生在 AP 位和 PA 位图像上勾画肺挡块, 肺周围有 1~1.5cm 的边缘。
- 肺屏蔽厚度的变量:一些机构在整个治疗过程中使用 1 HVL,而其他机构仅单次使用单个 7 HVL 挡块。使用 1 HVL 和其他中间 HVL 值,在有和没有挡块的情况下使用热释光剂量计(TLD),以计算肺部接受 85%的处方剂量所必要挡块的数量。

技术因素

射线能量

- 光子能量:6~10MV。

射束整形

- 如上所述使用肺部 Cerrobend 挡块。

剂量/分割

- 剂量取决于适应证和机构方案,但可以是 4Gy/2fx 至 12Gy/6~8fx。
- 患有白血病的男性患者的睾丸需要加量照射,通常为 4Gy/2fx。

(姚志峰 王骏 陈夏玲 刘小艳 陈凝 杨一宁 译)

参考文献

1. Cheson BD, Horning SJ, Coiffer B, et al. Report of an international workshop to standardize response criteria for non-Hodgkin's lymphomas. NCI Sponsored International Working Group. *J Clin Oncol.* 1999;17:1244.

2. Juweid ME, Wiseman GA, Vose JM, et al. Response assessment of aggressive non-Hodgkin's lymphoma by integrated International Workshop Criteria and fuorine-18-fuorodeoxyglucose positron emission tomography. *J Clin Oncol.* 2005;23:4652–4661.

3. Yahalom J, Mauch P. The involved field is back: issues in delineating the radiation field in Hodgkin's disease. *Ann Oncol.* 2002;13(suppl 1):79–83.

4. Jones GW, Kacinski BM, Wilson LD, et al. Total skin electron radiation in the management of mycosis fungoides: consensus of the European Organization for Research and Treatment of Cancer (EORTC) Cutaneous Lymphoma Project Group. *J Am Acad Dermatol.* 2002;47:364–370.

5. NCCN Guidelines. Multiple Myeloma. Version 2.2013.

6. Rades D, Hoskin PJ, Stalpers LJ, et al. Short-course radiotherapy is not optimal for spinal cord compression due to myeloma. *Int J Radiat Oncol Biol Phys.* 2006;64(5):1452–1457.

7. Knobel D, Zouhair A, Tsang RW, et al. Prognostic factors in solitary plasmacytoma of the bone: a multicenter Rare Cancer Network study. *BMC Cancer.* 2006;6:118.

8. Specht L, Yahalom J, Illidge T, et al. Modern radiation therapy for Hodgkin Lymphoma: field and dose guidelines from the International Lymphoma Radiation Oncology group (ILROG). *Int J Radiation Oncol Biol Phys.* 2013;5 [Epub ahead of print].

9. NCCN Guidelines. Hodgkin's Lymphoma. Version 2.2013.

10. NCCN Guidelines. Non-Hodgkin's Lymphomas. Version 1.2013.

11. Ng A, Yahalom J. Updated roles and rules for radiation therapy of indolent and aggressive lymphomas. *ASTRO Educational Session.* 2012. www.astro.org

第11章

软组织肉瘤

Neil M. Woody, Kevin L. Stephans, Samuel T. Chao, Erin S. Murphy

一般原则 ································· 206

四肢肉瘤 EBRT ························· 208

四肢肉瘤——近距离放射治疗 ·············· 212

腹膜后肉瘤——EBRT 和近距离放射治疗 ········ 213

异位骨化放射治疗适应证 ················· 217

参考文献 ····························· 218

一般原则

- 手术切除是肉瘤治疗的基础。
- EBRT 和近距离放射治疗技术用于四肢、躯干和腹膜后的术前和术后治疗。

定位、固定与模拟扫描

- 定位
  - 采用 3mm 层厚对靶区进行螺旋 CT 扫描。
  - 大口径扫描仪在摆放肢体方面具有极大的灵活性，使对侧肢体和躯干远离射线。

○ 通常不使用静脉造影。

■ 固定

○ 定位高度依赖于部位。

○ 大多数患者仰卧位;定位受影响的四肢,以便使可重复性和治疗角度达到最佳,同时尽可能减少相邻结构的暴露。

○ 真空垫和体模有助于定位的可重复性。

■ 模拟扫描

○ 不透射线的金属丝用于标记活检部位(术前)或手术切口(术后)。

○ 在术后应考虑在瘢痕处使用组织等效物。

○ 等中心位于距表面至少 D_{max} 的深度, 通常位于预期治疗体积的中心位置。

靶区和兴趣器官的确定

■ 对于适当的治疗计划,必须了解肌间隔和筋膜平面。

■ 靶区通常包括整个病灶、瘤床和手术瘢痕。

■ 剂量限制正常结构因部位而异,如果位于靶区附近,则应在计划 CT 图像上勾画。

■ 在制订治疗计划时,勾画周围的正常结构对剂量进行评估。

■ 术前和术后的影像检查用于辅助靶区定位。

■ 在治疗体位获取诊断影像可以优化图像配准。

治疗计划

■ 对于 EBRT 和近距离放射治疗,基于 CT 的 3D 计划优于 2D 计划,以减少正常组织剂量并更好地勾画靶区。

■ IMRT 和图像引导放射治疗在这种情况下是探索性治疗而不是标准的治疗。

■ 通过异质性校正计算剂量分布,并对所有图像进行评估。

关键结构

- 关键结构取决于部位。
  - 四肢、关节间隙和骨骼通常在治疗区内或附近。保护皮肤可以减少淋巴水肿的风险。
  - 腹膜后肉瘤,脊髓、肠、肾和膀胱可能处于或接近治疗区。
- 优先考虑 PTV 控制疾病的覆盖范围;但是,应该尝试限制正常组织的剂量。
  - 不到 50%的纵向皮肤和皮下组织达到 20Gy。
  - 在常受创伤(肘部、膝部和胫骨)的区域避免对皮肤进行全处方剂量。
  - <50%正常负重骨达到 50Gy,除非肿瘤累及。
  - <5%股骨头/股骨颈达到 60Gy。
  - <50%的任何关节达到 50Gy。
  - <50%的肛门和外阴达到 30Gy。
  - <50%的睾丸达到 3Gy。
  - 肺部 V_{20}<37%。

技术因素

- 对于四肢,6MV 光子是有利的, 因为更高能量的射线可能会使表面组织剂量不足。
- 组织等效物适用于手术瘢痕,以增加皮肤剂量。
- 使用组织补偿器(包括物理楔片、动态楔片、分野技术和 IMRT)以及补充更高能量的射线可以改善剂量均匀性。

四肢肉瘤 EBRT

引言

- 使用术前和术后 EBRT,因为彼此都有优势和并发症。临床表现将决定优选哪一种。

定位、固定和模拟扫描

■ 治疗四肢时，关节远端和近端关节的固定，有助于靶区重复性设置（图 11.1a）。

靶区和兴趣器官的确定

■ 软组织肉瘤(STS)通常被压缩的反应组织区域包围，形成假包膜，然后是反应区(MRI T2 高信号)，可能存在微观疾病。

■ 在术前和术后情况中，术前 MRI(T1 对比增强、T2)是靶区勾画所必需的。

■ 术后 MRI 可能有助于识别疑似整个残余肿瘤。

■ O'Sullivan 等[1]修改了既往挡块边缘，以包括使用 MRI 确定的"危险组织"。

■ 术前放射治疗

 ○ GTV=MRI T1+对比增强的整个瘤区。

 ○ 挡块边缘=GTV+由 MRI T2 定义的疑似水肿+5cm 纵向边缘和 2cm 径向边缘。

■ 术前放射治疗肿瘤协作组(RTOG)研究共识指南[2]

 ○ GTV=由 MRI T1+对比增强确定的整个瘤区。

 ○ CTV=GTV+3cm 纵向边缘(包括由 MRI T2 确定的疑似水肿，并在隔膜末端以外缩短)和 1.5cm 径向边缘。

 ○ PTV=CTV+装置和器官运动的误差，通常为 0.5~1cm。

■ 如果肿瘤被完整的筋膜屏障、骨骼或皮肤表面限制，可能会减少部分边缘。

■ 术后放射治疗

 ○ 手术期间放置的金属夹或金粒子有助于确定瘤床。

 ○ GTV=由 MRI T1+对比增强确定的整个肿瘤。

 ○ CTV1=GTV+由 MRI T2 确定疑似水肿+5cm 纵向边缘和 2cm 径向

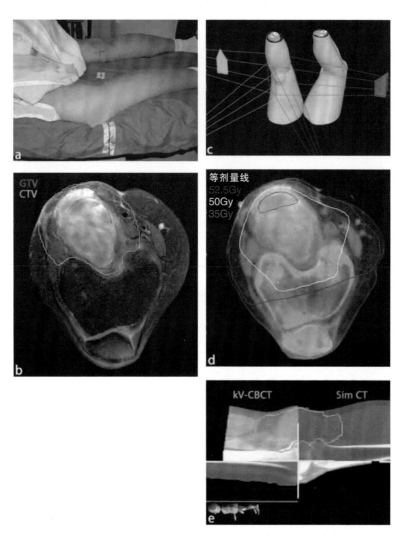

图 11.1   右近端腓肠肌滑膜细胞肉瘤患者。患者俯卧,左腿呈"蛙腿"样,在真空垫器件上进行 CT 模拟扫描(a)。使用共同配准的 MRI 进行靶区勾画(b),使用 6MV 光子的 4 野计划(c)进行 50Gy/25fx 的照射(d)。kV-锥形束 CT 图像引导用于日常定位(e)。楔形板用于侧向射线,射线以 3:2 加权,有利于侧向射线。

边缘。

- CTV2=GTV+2cm。
- PTV=CTV+装置和器官运动的误差,通常为 0.5~1cm。

■ 感兴趣的器官包括皮肤、骨骼和关节;在大腿近端病变的治疗计划中可考虑睾丸和卵巢。

治疗计划

■ PTV 内某点的最小剂量为处方剂量的 97%,并且 95% 的 PTV 涵盖该处方剂量。≤20% 的 PTV 的接受剂量为 110% 或更高的处方剂量(图 11.1b)。

■ 3D 适形放射治疗
- 对于远端四肢病变,使用对穿侧野和多野设置,以及楔形板来补偿肢体厚度的变化(图 11.1c)。
- 更多近端结构通常需要更复杂的射野设置、楔片或 IMRT。
- 使用图像引导放射治疗可以减少计划靶区的边缘(图 11.1d)。

剂量/分割

■ 术前放射治疗
- PTV 剂量为 50Gy/2Gy/fx。
- 如果使用同步或交替化疗,PTV 剂量为 44Gy/2Gy/fx。交替化疗通常在 22Gy(11fx)后进行。
- 术后针对显微镜下阳性切缘加量 16Gy,针对大体残余病灶则加量 25Gy。

■ 术后放射治疗
- PTV1 剂量为 50Gy/25fx,然后针对阴性切缘将 PTV2 加量至 60Gy,针对显微镜下阳性切缘加量至 66Gy,针对大体残余病灶加量至 75Gy。

术中加量

■ 电子束治疗可用于术中,将 10~12.5Gy/fx 剂量给予切除时显微镜下阳性的区域(由冷冻切片记录)。

- 通常选择电子能量使得 1cm 深度或 90% 等剂量线覆盖所需的治疗区域。

四肢肉瘤——近距离放射治疗

引言

- 近距离放射治疗技术包括使用植入导管和其他临时施源器的术后低剂量率或高剂量率治疗。
- 对于具有阳性或阴性切缘的中度/高度恶性的患者,可以使用近距离放射治疗对宽射野 EBRT 进行加量。

定位、固定和模拟扫描

- 建议在手术期间放置金属夹或金粒子,以协助确定残留瘤床的阳性切缘。

靶区和兴趣器官的确定

- CTV=成像检查和术中直接探查的可见瘤床。
- 美国近距离放射治疗学会[3]建议在 CTV 之外保留至少 2~5cm 的纵向边缘和导管之间 1~2cm 的间距。

治疗计划

- HDR 近距离放射治疗导管沿瘤床间隔约 1cm 植入,不透射线的夹子显示边缘。优化的治疗计划可用于提供更均匀的剂量。
- 在大多数情况下,单个平面植入将足以覆盖 CTV。
- 神经对分次高剂量耐受性差,当导管必须置于神经血管结构时,应谨慎使用 HDR。
- 美国近距离放射治疗学会指南建议,将近距离放射治疗的发病率降至最低[3]。

○ 当近距离放射治疗用作辅助单一治疗时,应在伤口闭合后 5~6 天内开始加载源。然而,当使用近距离放射治疗作为 EBRT 的补充治疗,给予剂量<20Gy 时,则放射源可以更早加载(术后 2~3 天)。

○ 尽可能减少正常组织(如性腺、乳腺、甲状腺和皮肤)的受照剂量,尤其是儿童患者和育龄期女性患者。

○ 限制允许的皮肤剂量:40Gy 等剂量线 LDR<25cm,25Gy 等剂量线<100cm²。

剂量/分割

- 一般而言,照射剂量与剂量率以及是否使用 EBRT 有关。
- 处方点通常距植入物平面 5~10mm。

如果使用:

- LDR 单一治疗:45~50Gy/4~6 天,0.35~0.6Gy/h。
- LDR 与 EBRT:15~25Gy/2~3 天,0.35~0.6Gy/h。
- HDR 分割:3~4Gy,每日 1 次或每日 2 次。

如果单独给予 HDR,则给予 40~50Gy/12~15fx 的剂量。如果加入 EBRT(45~50Gy),近距离放射治疗剂量限制在 18~25Gy/4~7fx。

腹膜后肉瘤——EBRT 和近距离放射治疗

引言

- 术前或术后均可进行放射治疗。
- 术前放射治疗与术后放射治疗相比具有多种理论和实践优势(图 11.2)。

  ○ 对疾病程度的最佳认识可用于治疗计划。

  ○ 放射治疗的发病率通常较低。

  ○ 肿瘤体积取代剂量限制性小肠。

  ○ 术后不能通过手术粘连固定肠道。

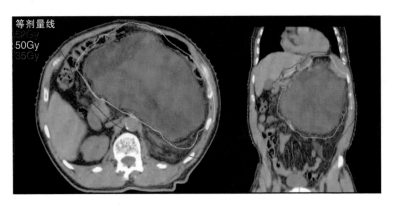

图 11.2　腹部去分化脂肪肉瘤的患者。患者取仰卧位,IMRT 计划使用 98%等剂量线规定的 8 个 6MV 光子野进行术前放射治疗 RT,照射 50Gy;每日影像引导放射治疗用锥形束 CT 进行。

- 当试图覆盖手术操作的组织时,与术后放射治疗相比,可能需要更小的门静脉。
- 肿瘤缩小后可增加完全切除率。
- 可以减少腹膜内肿瘤扩散的风险。
- 完整的腹膜覆盖为早期肿瘤扩散提供了物理屏障。
- 移位的正常组织可能允许剂量增加。
- 由于完整血管的放射生物学优势,术后环境中组织缺氧较少。
- 术前放射治疗的缺点
  - 手术后伤口愈合受损。
  - 手术切除延迟。
  - 精准分期可能会受到影响。

定位、固定和模拟扫描

- 建议在手术期间放置金属夹或金粒子, 以协助确定术中和术后放射治疗残留瘤床的阳性切缘。
- 对于术后病例,建议行术前成像的融合。

- 切除时放置的富含盐水的组织扩张器是安全的, 可降低发病率[4]。

靶区和兴趣器官的确定

- GTV 为影像确定肿瘤。
- CTV=GTV+1~2cm。
- PTV 外扩视机构和患者设置参数的特定情况而定。

治疗计划

- 考虑到正常组织的范围, IMRT 可能特别合适。
- 一个肾脏通常包括在 PTV 内。
  - 始终记录对侧肾脏的功能。
  - 确定总的肾功能, 以确保足够的残余肾功能。
- 相关的正常组织毒性(表 11.1)。

剂量/分割

- 基础术前/术后剂量:45~50Gy/1.8Gy/fx。
- 在术后情况下, 使用 EBRT 射线加量 5.4~9Gy 被视为安全(图 11.3)。
- 可供选择:使用电子束治疗或近距离放射治疗术中加量 10~15Gy(图 11.4)。

表 11.1 腹膜后肉瘤——EBRT 和近距离放射治疗:相关正常组织的毒性

器官/器官分割	1/3	2/3	3/3	终点
胃	60Gy	55Gy	50Gy	溃疡/穿孔
肾脏	50Gy	30Gy	23Gy	肾炎
肝脏	90Gy	47Gy	31Gy	肝衰竭
小肠	50Gy	–	40Gy	梗阻/瘘管/穿孔
结肠	55Gy	–	45Gy	梗阻/瘘管/穿孔

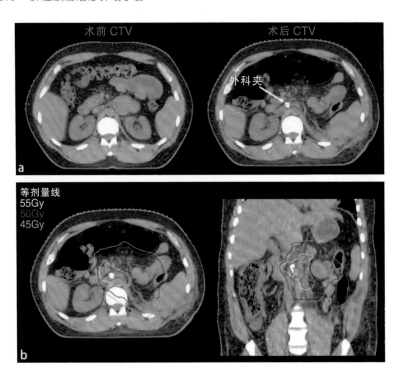

图 11.3 腹膜后平滑肌肉瘤切除后的患者。术前 CT 图像与模拟 CT 扫描共同配准，以协助进行靶区定位(a)。IMRT 计划使用 98% 等剂量线规定的 5 个 10MV 光子野，对术后 CTV 照射 50Gy(b)；每日图像引导放射治疗(IGRT)用锥形束 CT 进行。

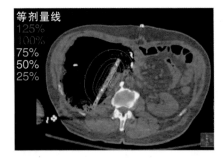

图 11.4 腹膜后平滑肌肉瘤的患者。在整体肿瘤切除后，使用 Harrison-Anderson-Mick(HAM)施源器，规定深度 0.5cm 处为 100% 等剂量线，瘤床剂量为 28Gy/4fx，每次 7Gy(相互作用间隔>6 小时)。用无菌临时包装取代肠和腹壁。

异位骨化放射治疗适应证

- 对于接受过骨科干预、既往有异位骨化、弥漫性特发性骨质增生症和肥厚性骨关节炎病史，特别是对于不能选择吲哚美辛治疗的患者进行围术期治疗。
- 术前 24h 内或术后 72h 内。

定位、固定和模拟扫描

- **体位**：仰卧，待治疗区域尽可能隔离(例如，对于肘部，可考虑双手叉腰)。
- **定位**：在外科手术部位。
- **固定**：不使用正式的固定技术。
- **模拟扫描**：CT 模拟扫描(尽管荧光透视模拟是可行的)。
- **计划**：通常采用 AP/PA 野，剂量规定为中平面。

体积、剂量和分割

- **体积**(图 11.5)
  ○ 包括关节周围的软组织。

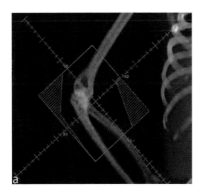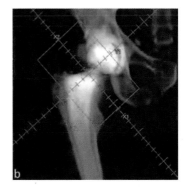

图 11.5　切除后异位骨化患者的肘关节(a)和右髋关节(b)治疗野。

○ 髋部的射野大小约为 7cm×12cm。

○ 阻挡手术硬件的作用是有争议的。

■ 剂量和分割

○ AP/PA 野，使用 10~18MV 光子，7Gy/fx。

（姚志峰　王骏　陈夏玲　刘小艳　陈凝　杨一宁　译）

参考文献

1. O'Sullivan B, Davis AM, Turcotte R, et al. Preoperative versus postoperative radiotherapy in soft-tissue sarcoma of the limbs: a randomised trial. *Lancet*. 2002;359:2235–2241.

2. Wang D, Bosch W, Roberge D, et al. RTOG sarcoma radiation oncologists reach consensus on gross tumor volume and clinical target volume on computed tomographic images for preoperative radiotherapy of primary soft tissue sarcoma of extremity in radiation therapy oncology group studies. *Int J Radiat Oncol Biol Phys*. 2011;81:525–528.

3. Nag S, Shasha D, Janjan N, et al. The American Brachytherapy Society recommendations for brachytherapy of soft tissue sarcomas. *Int J Radiat Oncol Biol Phys*. 2001;49:1033–1043.

4. White JS, Biberdorf D, DiFrancesco LM, et al. Use of tissue expanders and pre-operative external beam radiotherapy in the treatment of retroperitoneal sarcoma. *Ann Surg Oncol*. 2007;14:583–590.

第 **12** 章

儿童肿瘤

Michael A. Weller, Erin S. Murphy

引言 ·· 219

一般原则 ·· 220

肾母细胞瘤 ·· 221

神经母细胞瘤 ······································ 226

横纹肌肉瘤 ·· 228

视网膜母细胞瘤 ···································· 231

原始神经外胚层肿瘤 ································ 234

颅咽管瘤 ·· 237

引言

- 每年有超过 13 000 例儿童恶性肿瘤。

- 最常见的包括白血病、中枢神经系统(CNS)恶性肿瘤和淋巴瘤。

- 放射治疗在患有实体瘤的儿童中发挥重要的作用,其次是白血病的儿童。

- 本章重点介绍基于光子的 EBRT。光子治疗是儿童恶性肿瘤的一项选择,其目前在几所机构中被研究确认。

一般原则

- 放射治疗会影响正常组织的发育和生长。因为儿童在接受治疗时年龄尚小,了解正常组织治疗效果是至关重要的,所以技术的应用应使长期毒性作用最小化。
- 具体剂量处方将由肿瘤类型和治疗方案决定,如术前、根治性或术后治疗。

定位、固定和模拟扫描

- 大多数<5 岁的患儿需要每天麻醉。
  - 技术包括清醒镇静、深度镇静或全身麻醉。
- 对于不麻醉可配合的患儿,如通过控制室内的麦克风与患儿进行沟通或在治疗室播放视频,有助于模拟扫描和治疗。
- 治疗前参观模拟扫描和治疗室, 可能有助于为患儿及其家属提供更好的体验。
- 患儿的定位将取决于治疗部位。
- CT 模拟扫描+/-静脉注射对比剂确定 GTV、CTV 和 PTV,以便协助三维治疗计划的制订。
- 固定:头部面罩用热塑网、仰卧和俯卧头托或真空垫(vac-loc)等设备使得更易于定制固定。
  - 计划靶区边缘应考虑固定的程度。
  - 倾斜的膝海绵和足部束带可辅助重复设置。
    - 在治疗过程中, 为了患者的安全, 必须特别注意麻醉团队的工作,注意气管、静脉通道和监护器。
- 连续螺旋 CT 采用 3mm 层厚采集,包括整个治疗区加上边缘和任何待勾画轮廓的正常组织结构。
- 定位:等中心应置于靶区中间。

○ 手术报告、术前和术后的 ^{131}I-间碘苄基胍(MIBG)甲状腺闪烁扫描、MRI/CT 扫描和 PET 检查的信息可共同用于协助靶区定位。

靶区和兴趣器官的确定

- 为了帮助勾画靶区,可以参考当前儿童肿瘤协作组(COG)协议指南。
- 兴趣结构应该被确定,且其取决于肿瘤的位置。
  ○ 脑:晶状体、眼睛、视神经、视交叉、垂体、下丘脑、脑干、耳蜗、颞叶、脊髓和筛状窝(全脑 EBRT)。
  ○ 脊椎:脊髓、甲状腺和男性或女性性器官。
    • 腹部:肾脏、脊髓、肝脏、男性或女性性器官和小肠。
    • 胸部:肺、心脏、脊髓、食管、肝脏和肾脏。

肾母细胞瘤

适应证

- 美国国家小儿肾母细胞瘤研究组开发了一种多学科治疗方法, 包括预先手术分期,然后在必要时进行化疗和放疗。
- 一般来说,EBRT 并不适用于Ⅰ、Ⅱ期肿瘤,除非为不良组织学类型。
- 不论是何种组织学类型,EBRT 对Ⅲ、Ⅳ期均适用。

定位、固定和模拟扫描

- 体位:患者取仰卧位,双臂举过头顶或叉腰,尤其是需要进行肺部放射治疗的患者。
- 定位:使用手术报告和术前成像来勾画手术瘤床和(或)残余病灶。
- 固定:使用如真空垫的装置,以协助重复性设置。
- 模拟扫描:应使用 4D 或透视模拟来确定靶区和风险器官的移动范围,尤其要注意肺部。

剂量/分次数

特殊注意事项(小结见表 12.1 和表 12.2)

- 放射治疗开始于术后第 9 天。
- 每次的剂量为 1.8Gy,除大体积接受 EBRT 外,这种情况下剂量减少到 1.5Gy。
- 对于年龄>16 岁的患者,骨、淋巴结和脑转移处方剂量为 30.6Gy;侧面或腹部应给予 19.8Gy 的剂量。
- 肾透明细胞肉瘤的任何分期的患者都应该按第 Ⅲ 期射野接受 10.8Gy(尽管第 Ⅰ 期存在争议)。
- 横纹肌肿瘤患者的任何分期,应按第 Ⅲ 期射野接受 19.8Gy。考虑对年龄<1 岁的患儿使用较低剂量。
- 对于 Ⅴ 期患者,通常给予术前化疗。各种肿瘤应该分别分期。侧面 EBRT 的推荐剂量为 10.8Gy,用于切缘阳性或淋巴结阳性的患者。根据第 Ⅲ 期状况(表 12.1),以 10.5Gy 剂量进行全腹部 EBRT。整个疾病应加量 10.8Gy。有关小射野肾脏保护放射治疗的特殊考虑,请参考 COG 治疗方案。
- 对于直径>3cm 的大体残留病变,加量 10.8Gy。
- 对于弥漫性间变性病灶,应使用 19.8~20Gy 的剂量。
- 如果胸部 CT 确诊,或良好的组织分型或化疗完全反应等情况下,放射性肺转移具有争议。
- 持续性局灶性肺病,在接受全肺照射(WLI)2 周后,应取消或接续接受 7.5Gy/5fx 的加量治疗。

靶区和治疗计划

- 如果 WLI 和侧腹或全腹放射照射(WAI)是必要的,那么这些区域可以同时或按顺序治疗。如果同时治疗,每次剂量应减少至 1.5Gy。如果按顺序治疗,一般先进行 WLI 治疗。在某些情况下,肺部和腹部/

表 12.1 小儿肾母细胞瘤:EBRT 适应证和剂量/分割

分期	组织学	EBRT 适应证	EBRT 射野	EBRT 剂量
Ⅰ	FH	没有		
	UH	有	侧面	10.8/1.8Gy/fx
Ⅱ	FH	没有		
	UH	有	侧面	10.8Gy
Ⅲ	FH	有	侧面:外科	侧面:10.8Gy
	UH	有	溢液、侧面或腹水活检、开放活检	全腹 EBRT(WAI):10.5Gy
			全腹(WAI,EBRT):细胞学+腹水,术前肿瘤破裂,腹腔弥漫性肿瘤溢液,腹膜种植	弥漫性不可切除的周围种植除外:21Gy/1.5Gy/fx
Ⅳ	FH/UH	有	全肺(WLI,EBRT):肺转移瘤	12Gy/1.5Gy/fx;10.5Gy 适用于 <12 岁的儿童
			全脑加量:脑转移瘤	21.6Gy+增加 10.8Gy
			全部/部分肝:肝转移瘤	19.8Gy
			部分骨:骨转移瘤	25.2Gy
			淋巴结(未切除)	19.8Gy
Ⅴ	FH/UH	取决于单个肿瘤分期	侧面:切缘阳性或淋巴结阳性	10.8Gy 10.5Gy
			全腹(WAI):按照第三期适应证(根据 COG,为保护肾脏考虑较小射野)	

缩写:COG,儿童肿瘤协作组;FH,预后良好组织型;UH,预后不良组织型;WAI,全腹照射;WLI,全肺照射。

侧面可以在同一射野进行治疗。如果用两个射野进行治疗,则交界处应进行平滑处理(每隔几次向上或向下移动 0.5cm),以防肝脏和肾脏剂量过量(图 12.1)。典型的正常组织剂量限制见表 12.2。

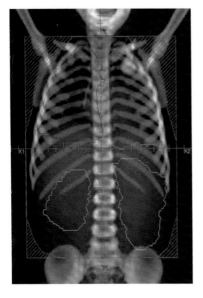

图 12.1　患儿 4 岁，双侧小儿肾母细胞瘤
V 期，化疗后状态(s/p)为双肺肿瘤转移，且
右侧肾脏部分切除及淋巴结切除。治疗：通
过 AP/PA 野，使用 6MV 光子给予双侧肺和
两侧面 10.5Gy/1.5Gy/fx 的剂量。肺和双侧
肾脏可见轮廓。

表 12.2　小儿肾母细胞瘤：正常组织耐受(按 COG 方案)

结构	剂量限值(Gy)
小肠	45
脊髓	45
肺(含<50%的体积)	18
肺(含>50%的体积)	15
肾脏(WAI 剂量>10.5Gy，屏蔽正常肾脏<14.4Gy)	19.8
整个肝脏	23.4

缩写：COG，儿童肿瘤协作组；WAI，全腹照射。

- WLI(AP/PA)：无论转移的位置/数量如何，双肺均为靶区。
  整个胸膜外表面应加 1cm 的边缘(图 12.2)。
- 侧面(AP/PA)：术前 CT 扫描所显示的肿瘤和累及的肾脏为 GTV。
  CTV 应增加 1~2cm 的边缘；然而，如果内侧边界延伸到椎体，则 CTV
  需要包括整个椎体+1cm 的边缘(图 12.3 和图 12.4)。

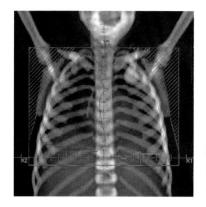

图 12.2 双侧肺接受额外 1.5Gy/fx 的照射,总剂量为 12Gy。右肺轮廓为蓝色,左肺轮廓为绿色。

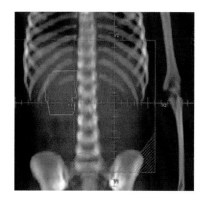

图 12.3 患儿 5 岁,Ⅰ期小儿肾母细胞瘤伴有弥漫性间变性,手术(s/p)切除。采用 6MV 光子通过 AP/PA 野技术对侧面进行 10.8Gy/1.8Gy/fx 剂量的治疗,处方剂量为 98% IDL。对侧肾脏轮廓呈绿色。

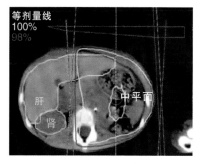

图 12.4 图 12.3 中患者的轴位计划 CT 层面 100% 显示 IDL(黄色)、98% IDL(蓝色)。处方剂量为 98% IDL,为椎体的最佳覆盖。

- WAI(AP/PA 野):上界在横膈上方 1cm;下界是闭孔底部(采用股骨头挡板),外界在外侧腹壁外 1cm。3D CRT 或 IMRT 可用于大体残留病变的加量。
- 全脑:对侧野。对于接受 21.6Gy 剂量并有 ≥3 个病灶的患者,IMRT 或单次立体定向放射治疗(SRS)可提高 10.8Gy。
  - 肝脏:对于弥漫性疾病,以整个肝脏为靶区。否则,图像上显示的病变外加 2cm 边缘构成靶区。需要注意的是,如果病变是孤立的且切缘为阴性,则不需要放射治疗。
  - 淋巴结:经预处理成像确定的转移性淋巴结构成 GTV。CTV 增加 2cm 的边缘。
  - 骨转移:CT 或 MRI 图像所示骨病变将决定 GTV,并且 CTV 增加 3cm 的边缘。

神经母细胞瘤

适应证

- 高危患儿:用于治疗原发性肿瘤和持续转移瘤,如 MIBG 扫描所示。
- 中危患儿:用于复发/大体残留病灶。
- 低危患儿:次全切(STR)或全切术后无指征。
- 如果存在由快速肝大引起的呼吸系统损害,则对肝脏 4S 期疾病行姑息治疗,特别是非常年幼的(1~2 月龄)患儿。

定位、固定和模拟扫描

- 体位:患者取仰卧位,双臂举过头顶或叉腰,尤其是需要进行肺部放射治疗时。
- 定位:使用手术报告和术前影像来勾画瘤床和(或)残留病灶。
- 固定:使用如真空垫的装置可辅助重复性设置。
- 模拟扫描:应使用 4D 或透视模拟来确定靶区和风险器官的移动范

围,尤其要注意肺部。

靶区和剂量

- GTV:术前 CT 扫描及手术报告确定的肿瘤及阳性淋巴结病变。CTV 应增加 1~2cm 的边缘;但是,如果边界延伸到椎体,则 CTV 需要包括整个椎体外加 1cm 的边缘(图 12.5)。
  - ○ 剂量
    - 21.6Gy/1.8Gy/fx,每天 1 次(COG)。
    - 21Gy/1.5Gy/fx,每天 2 次(纪念斯隆-凯特琳癌症中心)。
    - 圣裘德 NB2005 协议规定微小病变剂量为 23.4Gy,较大病变剂量为 30.6Gy。
- 姑息性肝:4.5Gy/1.5Gy/fx。
- 关键结构(表 12.3)。

治疗计划

- 3D 成像应用于勾画靶区和正常组织体积。
- 射野设置:可用简单的 AP/PA 野或三维计划。

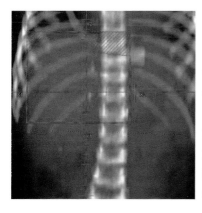

图 12.5 患儿 3 岁, Ⅳ期儿童神经母细胞瘤,诱导化疗和切除(肿瘤越过中线,N-myc 基因阳性,淋巴结阳性,新辅助化疗后切缘阴性)后的状态,对原发性疾病进行巩固性放射治疗,方案依照 COG A3973。原发肿瘤加上 2cm 的边缘接受 21.6Gy/1.8Gy/fx 的治疗,用 6MV 光子处方剂量传送至中平面。COG,儿童肿瘤协作组。

表 12.3　儿童神经母细胞瘤:关键结构

器官	剂量限制
肝脏	≤50%接受>9Gy 和≤25%接受>18Gy
对侧肾脏	≤50%接受>8Gy 和≤20%接受>12Gy
心脏	100%接受≤20Gy 和 50%接受≤25Gy
肺	1/3 接受≥15Gy
卵巢	可能时阻挡;考虑换位

横纹肌肉瘤

适应证

- 放射治疗适应证基于 IRS 分组(表 12.4)。
- 不适用于第Ⅰ组胚胎。
- 辅助放射治疗肺泡Ⅰ组/未分化组和所有Ⅱ组患者。
- 所有Ⅲ组患者均进行根治性放射治疗。
- Ⅳ组原发灶和转移灶(骨髓除外)的治疗性放射治疗。

定位、固定和模拟扫描

- 体位:取决于原发性部位。
  - 位于头颈部,患者应仰卧且颈部伸直。

表 12.4　横纹肌肉瘤:IRS 临床组分型

IRS 临床组分型	
第Ⅰ组	局部疾病,完全切除
第Ⅱ组	微量残余阳性或完全切除局部淋巴结阳性
第Ⅲ组	活检/切除后总残余
第Ⅳ组	远处转移

缩写:IRS,美国横纹肌肉瘤研究组。

- 对于四肢,患者的体位应能确保射野设置,避开正常组织并避免皮肤损害。
- 定位:使用手术报告和术前成像来勾画瘤床和(或)残留病灶。
- 固定装置:使用如真空垫的装置可辅助日常重复性设置。治疗头颈部时应使用咬合块。
- 模拟扫描:CT 模拟扫描应进行 3D 计划。

靶区和剂量

- GTV:术前 CT/MRI 扫描、手术报告和术中放置不透射线的手术夹,以确定肿瘤和阳性淋巴结。CTV 应该增加 1~2cm 的边缘,除非使用日常图像引导才可以减少边缘。
- 如果最初的疾病对化疗有反应,并允许正常解剖恢复其自然位置,治疗最初受累实质时,最初未受累的组织(如肺/肠)未被包括在 CTV 内,但这些组织现已恢复到正常位置并进入治疗区域。
- 剂量(表 12.5)。
- 关键结构(表 12.6)。
- 特殊注意事项
  - 眼眶:仅活检即可。第Ⅲ组 GTV+5mm PTV 边缘剂量为 45Gy。眼眶摘除仅用于抢救。除非累及眼睑,否则放射治疗时患者应睁眼。

表 12.5　横纹肌肉瘤:剂量

组别	组织学	淋巴结	剂量(Gy)
Ⅰ	较差	–	36(IRS-V)或 41.4
Ⅱ	较好	阴性	36(IRS-V)
	较好	阳性	41.4
	较差	–	41.4
Ⅲ	–	–	50.4(可下降至 36 或 41.4)
Ⅳ	–	–	50.4(原发部位和转移部位)

缩写:IRS-V,美国横纹肌肉瘤研究组Ⅴ。

表 12.6　横纹肌肉瘤:关键结构

器官	剂量限值(Gy)
肾脏	14.4
整个肝脏	23.4
双侧肺	15(1.5Gy/fx)
全脑部(≥3 岁)	30.6
全脑部(<3 岁)	23.4
视神经与交叉	46.8
脊髓	45
胃肠道(部分)	45
整个腹部/骨盆	24(1.5Gy/fx)
整个心脏	30.6
晶状体	14.4
泪腺/角膜	41.4

○ 脑膜:若有颅内扩张,应先给予放射治疗。体积为 MRI 上所见肿瘤+2cm 边缘。全脑放射治疗用于广泛的实质累积。

○ 阴道和外阴:第 12 周(外阴)或第 28 周(阴道)切除后化疗和二次探查手术。除非有持续/复发的疾病,否则完整的阴道切除术是不适宜的。如果活检发现病理完全反应(pCR),则无须进一步治疗。如果活检阳性,则切除。若不可切除,可用外照射或近距离放射治疗。

○ 睾丸:如 CT 上有累及淋巴结或患者年龄>10 岁,行腹股沟睾丸切除术、精索切除术及腹膜后淋巴结清扫术(RPLND)。在影像学检查中,RPLND 在缺少阳性淋巴结的情况下具有争议。如果阴囊受侵,对阴囊进行放射治疗或切除。

○ 膀胱:如有可能则化放疗以保留器官,然后积极手术治疗残留病灶或进展性疾病。

○ 肢体:MRI 所定义的肿块或瘤床周围 2cm 的边缘。只有累及淋巴结时才进行治疗。应避免皮肤受损。

- 胸腔:任何肺转移瘤或胸腔积液均接受全肺放射治疗,剂量为 15Gy/1.5Gy/fx,AP/PA 野;3D CRT 可将残留的肺部疾病(如果仅有少量淋巴结存在)的剂量增加至 50.4Gy(图 12.2)。
- 生殖器官
  - 对于男性,如果需要进行阴囊 EBRT,可以考虑在 EBRT 之前将对侧睾丸移位至大腿。
  - 当男性处于生育年龄时,可考虑精子库,预计对睾丸的分次剂量超过 2.5Gy。
  - 对于女性,考虑在 EBRT 之前进行卵巢移位。永久性不育与年龄和剂量有关:青春期前 12Gy,绝经前 2Gy。

治疗计划

- 3D 成像应用于勾画靶区和正常组织体积。
- 射野设置:取决于原发部位。建议使用三维适形计划。
  - 骨盆部位:四野盒、弧形、AP/PA 野(不包括股骨骺板和股骨近端),或 IMRT。

视网膜母细胞瘤

治疗方案

- 放射性斑块:单侧孤立病灶基底直径为 2~16mm,位于视盘或中央凹 3mm 以上,厚度<10mm,且在其他治疗后局部治疗失败。
- EBRT:双侧肿瘤,多灶性肿瘤,靠近黄斑或视神经的肿瘤,并保留视力。

敷贴器近距离放射治疗技术

- 敷贴放疗同位素包括 ^{60}Co、^{125}I、^{192}Ir 和 ^{109}Ru(未经 FAD 批准)。不同的同位素提供了不同的等剂量分布,且 ^{125}I 和 ^{192}Ir 取代了 ^{60}Co。

- ○ 在美国和加拿大，^{125}I 是首选的同位素。
  - • ^{125}I 物理性能：半衰期 59 天，28keV γ 射线能量，0.025mm 铅半价层。
  - • 敷帖器通常由金制成，直径为 10~22mm。
  - • 通过将 ^{125}I 种子粘贴在敷帖器的凹面上，可以根据肿瘤的形状或位置定制敷贴器。
- ○ 剂量：肿瘤顶端剂量为 40~45Gy，一般照射 48~96h（图 12.6）；建议化疗后剂量为 25~30Gy。
- ■ 手术在全身麻醉下进行。
  - ○ 在结膜被打开后，通过放置在眼球上的透照器来确定肿瘤的位置，然后通过间接眼底镜检查球型凹陷来确认。
  - ○ 将非活性敷贴器用松散的缝线固定在准确位置上，然后用活性的敷贴器代替，活性的敷贴器被缝合到巩膜上，且闭合结膜。
  - ○ 在眼睛前面的眼罩上放置一个铅块屏蔽。

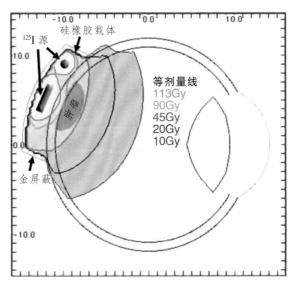

图 12.6　^{125}I 敷贴器显示 45Gy 的肿瘤覆盖范围，用绿色标出。

◦ 在给予处方剂量后,患者在全身麻醉下被带回手术室清除敷贴器。
- 放射治疗的预防措施
  ◦ 当敷贴器存在时,患者被留在医院,建议带上铅制眼罩。
  ◦ 患者身体接受的散射辐射剂量相当于一张胸部 X 线图像的辐射剂量。
  ◦ 家属可以留在患者身边,并要求佩戴辐射标识和监测环。
  ◦ 每天对患者和病房进行放射治疗安全检测。

EBRT

定位、固定和模拟扫描

- 体位:仰卧,头部支撑。
- 固定:如热塑面罩等设备是必须的。
- 模拟扫描:应行 CT 模拟扫描,以制订三维计划。

靶区和剂量

- CTV:保留晶状体的眼球或整个视网膜和玻璃体。
- 剂量
  ◦ 通常剂量是 45Gy/1.8Gy/fx。
  ◦ 单独使用 36Gy 剂量,局部控制良好,对于某些患者可以考虑在化疗或眼球摘除术后作为辅助治疗剂量。
  ◦ 现已使用大剂量分割,但通常不推荐,因为晚期反应风险较高。

治疗计划

- 三维成像应用于勾画靶区和正常组织体积。
  ◦ 靶区应包括整个视网膜和 5~8mm 的近端视神经。
  ◦ 危及器官包括对侧眼和视交叉、垂体、脑干、牙齿和上颈椎。
  ◦ 计划目标:肿瘤体积用 98% IDL 治疗,眼眶包括在 50% IDL 内,危及器官接受较少剂量。
- 射野设置

- ○ 以往,使用正电压与鼻腔和颞部射野来保留晶状体。
- ○ 三维和 IMRT 技术(使用 3~8 个射野)被认为优于传统的 D 形射野。
- ○ 立体定向放射外科和质子治疗也正在研究中。

原始神经外胚层肿瘤

适应证

- 该肿瘤家族也被称为胚胎性肿瘤或原始神经外胚层肿瘤(PNET),最常见的包括髓母细胞瘤、幕上 PNET 和非典型畸胎样横纹肌样肿瘤。
- 对这些肿瘤的治疗一般包括行最大限度的手术切除,然后行化疗和颅脊髓 EBRT。

定位、固定和模拟扫描

- 体位:俯卧或仰卧位。
  - ○ 伸展颈部以避免脊柱野向口腔发散。头部应由支撑物支撑,并相对于体部定位,以减少颈椎弯曲和皮肤褶皱。
  - ○ 双臂置于人体两侧,肩膀放低,让关节部位避开。
  - ○ 俯卧
    - 优点:可以直接观察到射野汇合和脊柱的良好序列。
    - 缺点:不舒适,技术上难以重复,俯卧位麻醉插管不方便。
  - ○ 仰卧
    - 优点:舒适,易于重复,便于插管。
    - 缺点:无法观察骨骼标记进行可视化设置确认(例如,射野衔接时皮肤间隙的可视化验证)。
- 固定:应使用定制的模具或真空垫进行可重复的设置,使脊椎挺直。应使用热塑性头罩固定头部。
- 定位:从患者的头顶到股骨中段进行扫描(3~5mm 层厚)。等中心被置于颅脑野,三角测量点被标记在面罩上。为了对齐,也要标记患者的上胸椎和骨盆。

■ 模拟扫描:建议使用 CT 扫描,以获取靶和关键正常组织的三维体积信息。

治疗计划

■ 二维射野设置:首先从脊柱野的模拟扫描开始计划。

○ 脊柱:PA 野范围从 C4~C7 间隙到硬膜囊外 1cm(矢状位 MRI 显示),向外侧延伸覆盖横突。

● 关于该野尾端的争议:有些人质疑它是否需要外扩 1.8cm,以覆盖神经根出口之间不断增加的距离,因其沿脊柱向下移动,使骶髂关节没有必要被覆盖。

○ 最低颈椎间隙可能用于射野的上边缘,以适应后续汇合处的"羽化"。

○ 若单野不能涵盖整个范围,则可使用 2 个射野,并以下式计算出连接间隙,以衔接特定深度的射野,避免过于浅表的射线汇聚(图 12.7a):

$$S=1/2\times(L1\times深度/SSD1)+1/2\times(L2\times深度/SSD2)$$

其中,S=皮肤表面间隙长度;L=脊柱 PA 射野的长度;深度=射野边缘重叠的深度;SSD=脊髓野后前位(PA)的源皮距离。

■ 全脑野:德国头盔技术(见第 13 章,WBRT)后倾 5°,以避免对侧晶状体受照射(图 12.7b)。挡块的设计是为了确保完全覆盖筛状板和中颅窝(通常 1cm 的边缘)。如果使用透视模拟,用箭头标记右骨性眼角和左骨性眼角。

■ 将准直器旋转,以衔接脊柱野上边界与颅骨野下边界的发散(图 12.7c)。

$$\theta_{准直器}=\tan^{-1}(1/2\times L/SSD)$$

其中,$\theta_{准直器}$=准直器旋转角度;L=脊髓后前(PA)野长度;SSD=脊髓后前(PA)野源皮距。

■ 通过将治疗床向机架方向旋转,使其沿着 R–L 轴与脊柱野上界与头颅野下界衔接,可以解释颅脑与脊柱野之间的差异(图 12.7d)。

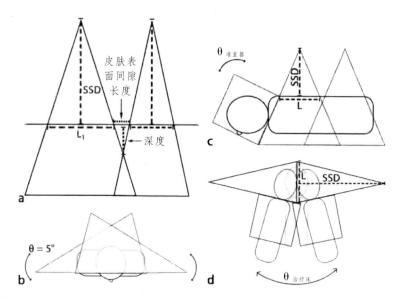

图 12.7　颅脊髓设置的描述。用于计算间隙的相似三角形(a)。机架转动,避免通过对侧透镜发散(b)。侧位显示准直器旋转,以衔接上脊柱野的发散(c)。采用俯视图显示桌腿,以避免整个颅脑野向脊髓野发散(d)。

$$\theta_{治疗床}=\tan^{-1}(1/2\times L/SAD)$$

其中,$\theta_{治疗床}$=诊疗台腿的角度;L=侧颅野长度;SAD=侧颅野的源轴距。

- 射野衔接:利用准直器旋转和独立的颌部技术,颅和脊柱野可以直接对接(光子野)。许多放射肿瘤学家更习惯于在颅和脊柱的光子野之间留一个间隙;因此,大多数协议允许 0.5cm 的间隙。在每 8~9Gy 后,射野衔接处应向上移动 0.5~1cm(通常每周执行一次)。此外,半影扩大"衔接线楔形"或动态楔形,可以用来最小化不均匀性。

- 3D 射野设置:采用 CT 模拟扫描的适形治疗计划(如可行),可用于射线视角。射野设置和靶区覆盖范围类似于二维计划,但不需要计算,因为准直和工作台旋转是由治疗计划软件确定的。IMRT 计划在剂量均匀性和正常组织保护方面有优于传统的 3D CRT 的剂量学优势。

靶区和剂量

- GTV：初次及术后/术前放射治疗影像显示原发部位的总残余肿瘤和(或)切除腔壁。
- CTV：附加边缘以覆盖解剖受限的亚临床显微病灶(例如,CTV 被限制在颅骨和脑幕的范围内)。有几个 CTV 需要考虑。
  - 全脑 CTV：向前延伸包括整个额叶和筛板。向下,CTV1 应至少位于颅底下 0.5cm 的枕骨大孔。
  - 脊柱 CTV：整个脊髓和硬脊膜。向外侧延伸,以覆盖整个椎体凹陷,另一侧至少有 1cm 的边缘。上界是与全脑射野的交界处。下界是在硬膜下腔末端下方 2cm 处。
  - 颅后窝 CTV 加量：下界从 C1 椎管通过枕骨大孔,外侧为枕骨壁和颞骨与上部脑幕。
- PTV：为了说明每日设置误差,附加边缘确定 PTV 可以为 0.3~1.0cm。
- 处方剂量
  - 中危小儿髓母细胞瘤：CSI 为 23.4Gy/1.8Gy/fx，后颅窝增加至 54Gy/1.8Gy/fx。
  - 高危小儿髓母细胞瘤和幕上 PNET：CSI 为 36Gy/1.8Gy/fx，随后后颅窝加量 18Gy/1.8Gy/fx 至 54Gy。
- 危及器官(表 12.7)。
- 次级图像集：术前和术后的 MRI 图像集应与 CT 计划扫描相融合。这些辅助成像模式有助于上述靶区和关键结构的勾画。

颅咽管瘤

适应证

- 全切除后不需要放射治疗。
- 辅助放射治疗指的是次全切除术后。

表 12.7　原始神经外胚层肿瘤:危及器官

结构	剂量限制/特殊注意事项
幕上脑(左和右)	避开热点
耳蜗(左和右)	32Gy/(CT 骨窗显示更加清晰)
下丘脑	45Gy/(如果可行,MRI 上显示更清晰)
垂体	45Gy
眼(左和右)	50Gy
晶状体(左和右)	7Gy
视神经(左和右)	50Gy(必要时可升至 59.4Gy)
视交叉	50Gy(必要时可升至 59.4Gy)
脊髓	50Gy(C1 与 C2 之间不超过 50%的颈脊髓接受 54Gy 以上)
筛板	CT 模拟扫描具有良好的可视化效果和较低的定位误差。重要的是要确保其包括全脑野
卵巢	注意该结构的剂量,并考虑转位或半野阻断下脊髓射野
甲状腺	射野衔接时,尽量避免通过该结构

- 术后立即放射治疗的效果优于复发时的 EBRT。
- 放射性胶体可用于原发性或复发性大囊性肿瘤。

定位、固定和模拟扫描

- 体位:患者取仰卧位,双臂置于两侧或胸前交叉。
- 定位:使用手术报告和术前、术后 MRI 勾画瘤床和(或)残余病灶。
- 固定:水质面罩。
- 模拟扫描:应行 CT 模拟扫描,以制订 3D 计划。

靶区和剂量

- GTV:在 MRI 上识别术后残留病变及囊肿破裂。
- CTV:GTV+1~2cm。
- 其他的研究方法包括 CTV=GTV+5mm 和 PTV=CTV+3mm(当每周使用 MRI 成像引导时)。治疗期间建议进行成像检查,因为在治疗期间囊肿可能会生长,超出射野。

- 剂量
  - ○ 54~55.8Gy/1.8Gy/fx。
  - ○ 11~12Gy/fx 50% IDL 的处方剂量可考虑为立体定向放射外科 (SRS)。
  - ○ 腔内放射性核素 ^{32}P 或 ^{90}Y 对囊壁的剂量为 200Gy(β 发射器)。
- 关键结构(表 12.8)。

治疗计划

- 三维成像应用于勾画靶区和正常组织体积。
- 当肿瘤距视交叉 ≥5mm 时,可考虑在术后或复发情况下进行单次立体定向放射外科治疗。

表 12.8 颅咽管瘤:关键结构

器官	剂量限值(整个或部分器官)(Gy)
视网膜	45
晶状体	10
视神经	50
视交叉	50
脑干	1/3,60;2/3,53;3/3,50
垂体	45
颞叶	1/3,60;2/3,503;3/3,45

(曹圆圆 王骏 姚志峰 陈夏玲 陈凝 杨一宁 译)

第 13 章

姑息性放射治疗

Gaurav Marwaha, Andrew D. Vassil, Gregory M. M. Videtic

一般原则 ……………………………………… 240

骨转移 ……………………………………… 243

脊髓受压 …………………………………… 245

脊柱转移的 SBRT ………………………… 247

脑转移 WBRT ……………………………… 249

脑转移 SRS ………………………………… 251

恶性梗死和出血 …………………………… 254

皮肤和软组织转移 ………………………… 256

参考文献 …………………………………… 258

一般原则

- 姑息性放射治疗在控制症状的同时,要尽量减少治疗相关的不良反应。

- 在设计合适的放射治疗方案时,应考虑患者的状况、身体限制、自然病史和既往治疗。

- 个体化治疗时可考虑自定义固定技术、低分割、近距离治疗、IMRT、颅内立体定向放射外科(SRS)、SBRT 和放射性药物。

定位、固定和模拟扫描

- 定位：在会诊期间评估患者有助于确定较舒适和易于重复的体位进行模拟扫描，以实现可接受的射野设置(图 13.1)。桌面的柔软材料，如羔羊毛，可以用来提高患者的舒适度。
- 固定约束性：最小的装置(例如，胶带和皮带)以及更多的刚性器件(如热塑性网或真空垫)，可以定制，便于固定。
  - PTV 的边缘应考虑固定的程度。
  - 倾斜的膝海绵和足带有助于重复设置。
  - SBRT 需要高度固定，通常使用的物品和图像包括，热塑性塑料模具、真空垫、红外定位，以及治疗中正交 X 线图像(进行位置确认)。
  - 药物治疗：在模拟和治疗过程中，使用止痛剂和止吐剂进行预处理，可以改善舒适度。
  - 定位：不透射线标志物有助于将疼痛与模拟图像联系起来(图 13.1)。

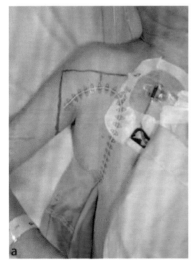
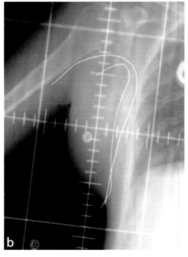

图 13.1　黑色素瘤患者右腋窝转移引起疼痛。患者仰卧模拟扫描，在柔软的羊毛桌布上，双手叉腰(a)。AP 野显示患者皮肤上粘贴的不透射线的金属线勾画出疼痛部位(b)。

- 通常使用透视或 CT。
- 来自手术报告、MRI 和 PET 检查的信息有助于靶区定位。
- 等中心:对于光子模拟等中心至少位于距表面 D_{max} 深度,通常位于中心或更深的位置。在电子模拟扫描中,等中心被置于皮肤表面。

靶区和兴趣器官确定

- 靶区和正常结构:ICRU 指南应明确靶区勾画,但可能无法严格执行,因为需要根据患者的具体临床需要进行修改。

治疗计划

- 剂量处方:剂量处方的深度或位置(如等中心或中心平面)允许快速、简单的治疗计划。
- 3D CRT:当临床需要时,减少非靶组织的高剂量。斜野角度可能有助于避开脊髓和其他敏感组织。
- IMRT:可能在再次治疗的设置中更受欢迎,因为在选定的病例中可以避开非靶组织,但通常以较长的治疗时间为代价。
- 多野和弧形射线 SBRT:在再次治疗或特定临床场景中,剂量增加的高度适形性可能是有利的。
- 电子野:电子很适合治疗浅表病变。
  ○ 电子能量的选择与射野的大小和所需的处方等剂量线有关。
  ○ 电子线限光筒插入位置可以在患者检查期间确定或使用模拟图像确定。
  ○ 然后可以确定电子线限光筒常规插入位置,并作为模拟过程的一部分获得射野图像。
- 关键结构:剂量限制的区域取决于靶的位置。
- 射线能量:取决于靶的几何形状及其与周围结构的关系。
- 异质性校正:不常用。
- 射野衔接:对于之前治疗野邻近区域接受放射治疗或后期可能采用射野衔接进行治疗的患者,机架和诊疗床旋转,使用半野阻挡有助于射野衔接。

骨转移

适应证

- 用于治疗骨转移引起的疼痛或残疾的技术，通常使用标准的光子或电子进行外照射放射治疗。
- 预防性放射治疗转移瘤可预防高危部位骨折,特别是髋臼和(或)股骨近端骨折。
- 半身放射治疗和放射性药物可用于广泛播散的疾病。

定位、固定和模拟扫描

- 体位:舒适、重复性好、设置方便。
  - 大多数情况下都采用仰卧位。
  - 手臂通常在两侧,但高于头部,尤其是在治疗胸部转移瘤时。
  - 有角度的设备可以抬高胸部,可用于呼吸困难的患者。
- 定位:用贴在皮肤上的不透射线的标记物勾画疼痛部位,可有助于确保照射野包含临床受累部位。
- 固定:用于治疗四肢,用真空垫将关节远端兴趣区固定,有助于重复设置。
- 机架和诊疗台旋转可以最大限度地减少差异,特别是肋骨病变,以避免不必要的肺部辐射。

靶区和兴趣器官的确定

- 将模拟扫描时勾画的与疼痛部位相关的病变包含在治疗体积中。
- 溶骨性病变可透射线;增生性病变不透射线,骨折部位为靶区。MRI上显示的 FDG PET 活动性和骨髓浸润/皮质破坏也可能包括在内。
- 盆腔转移通常以一种方式治疗,如果需要额外的治疗,需进行射野衔接。如果需要进一步治疗,可以使用骶髂关节、耻骨联合和大转子等标记作为参考点(图 13.2)。

- 对于脊柱转移瘤,靶区通常包括引起症状的部位上下各 1 个椎体。
- 髓内固定后,整个外科领域所有硬件和稳定骨的甲基丙烯酸树脂被认为具有复发的风险,应包括在照射野内。

治疗计划

- 射野设置:根据治疗区域和患者的身体限制以及射野衔接的位置而有所不同。典型的射野设置包括:
  - AP/PA 野(四肢、骶骨和骨盆)。
  - PA 野(腰椎、胸椎)。
  - 对穿电子野(颅骨、肩胛骨、胸骨、肋骨、锁骨)。
  - 侧野与斜位平行对穿野(颈椎与肋骨)。
  - 楔形对(肋骨及浅表病变)。

剂量/分割

- 在确定照射剂量和分割时,应考虑患者的状况、患者疾病的自然病史、既往的治疗方法,以及特定组织学的固有敏感性。
  - 在大多数情况下,用 6~10MV 光子或电子单次照射 8Gy 的剂量是有效的。剂量为 20~30Gy/5~10fx 也可考虑。

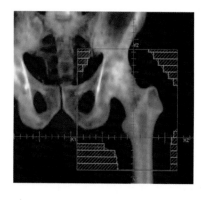

图 13.2 前列腺癌左股骨头/股骨颈转移导致疼痛的患者。该患者曾接受 70Gy 前列腺床保守放射治疗。AP 野定位股骨头/股骨颈。

- ○ 30Gy/10fx 剂量是安全的,通常在手术后 10~14 天给予,如脊柱减压和髓内固定。
- 再次照射:应避免超出正常组织耐受范围的治疗,除非根据患者的需要强制执行。考虑替代放射治疗技术。
- 半身放射治疗:这一技术对于骨转移广泛疼痛的患者是有用的。
  - ○ 射野在脐部或 L4/L5 处被分割,扩展 SSD,使用 6~10MV 光子。
  - ○ 肺部挡块将肺中线剂量限制在 6~7Gy。
  - ○ 6Gy/fx 照射上半身,8Gy/fx 照射到下半身。
  - ○ 或者,剂量为 15Gy/5fx,20~30Gy/8~10fx,3fx/W。
  - ○ 另一半身在 6~8 周后接受治疗。
- 放射性药物
  - ○ 可考虑用于乳腺癌和前列腺癌的多发性增生性病变患者。

放射性药物	$T_{1/2}$	剂量(IV)	注意事项
锶-89	50.5 天	4mCi 或 0.04~ 0.06mCi/kg	β 辐射源;包含在骨内的羟基磷灰石(如钙)100 天;在增生性病变中效果最好
钐-153	1.9 天	1mCi/kg	β 辐射源,肾功能不全禁用
镭-223 (α 射线)	11.4 天	50kBq/kg	α 辐射源,FDA 只批准转移激素难治性前列腺癌

缩写:IV,静脉注射。

脊髓受压

适应证

- 非手术患者、术后患者(一般在术后 14 天内或足够的愈合时间)。
- 改善疼痛、局部控制、活动能力。

定位、固定和模拟扫描

- 仰卧或俯卧(根据患者的舒适选择)。
- 定位:用 MRI 和(或)CT 上不透射线标记的脊柱勾画脊髓受压部位。
- 固定:见一般原则。

体积和治疗计划

- 射野
  - 侧位:覆盖椎体+1~2cm 边缘,包括椎旁肿瘤扩散区。
  - 上/下:硬膜外转移,椎体上下 1cm(如果采用 MRI)或 2cm(如果采用 CT)。
- 射线
  - 能量基于患者解剖情况,最常用 6MV。
  - 对于颈椎病变采用对穿侧野(避开食管)。
  - PA 野仅用于胸腰椎病变。
  - AP/PA 野用于接近中线的腰椎病变。
  - 根据患者的解剖情况,处方深度为 5~10cm(图 13.3)。

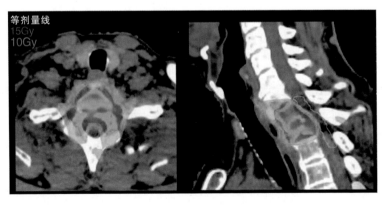

图 13.3 椎体转移患者先前采用传统技术照射。在轴位和矢状位勾画 PTV(蓝线)和脊髓(黄线);15Gy(紫色)和 10Gy(绿色)等剂量"云"。使用 6MV 光子的非对穿共面射线。

- 剂量/分割
  - 20Gy/5fx、30Gy/10fx 是常用的分割方案。
  - 一次性 8Gy 适用于预期寿命较短或状况欠佳的患者。
  - 可选择分割方案包括：16Gy/2fx(间隔 1 周)、37.5Gy/15fx、40Gy/20fx。
  - 所有方案均显示出相同的生存期和功能结果。长期治疗(30:10 或更高)可改善局部控制和无生存进展。

脊柱转移 SBRT

引言

- 通常用于高功能状态、较小病变和放射生物学耐药的患者,之前的照射野出现疾病复发且有症状。
- SBRT 的潜在优势:通过治疗有限的体积来保存骨髓,与分次治疗相比,患者就诊次数减少,对正在进行的化疗干扰较少,适用于硬膜外压迫患者的减压治疗,以及非侵入性的手术替代方案。
- SBRT 的缺点:成本、复杂性、患者耐受性、开始治疗的时间延迟、射野大小受限、放射治疗的持续时间、必要的专业设备,以及相对于传统放射治疗的好处仍有待证明。
- 以下部分是基于 RTOG 0631 协议。

定位、固定和模拟扫描

- 体位:由于分割治疗间隔时间延长,必须采用舒适的仰卧位。
- 定位:使用与患者体位相关的诊疗床和等中心系统。
  - 可以使用具有立体定向定位坐标系的框架。
  - 根据治疗时所使用的图像引导的方法,基准标记(如红外线反射)可置于框架和患者身上。
- 固定:因为必需的设置精度,采用刚性固定系统。
  - 使用提供多个接触点的自定义设备。

○ 对于颈椎治疗,包括采用真空垫或热塑性面罩。

- 薄层模拟 CT 扫描(通常为 2mm 层厚)与高分辨率 MRI 图像(具有钆对比的 T1 序列和 T2 序列)同时配准,以帮助勾画靶区。
- 影像引导放射治疗(IGRT):验证定位的内部标志(如骨和基准植入物)应与模拟位置的距离<2mm。验证患者位置的 IGRT 设备可包括正交成像、锥形束计算机断层扫描(CBCT)、电子门控成像设备和移动式 CT 系统。

靶区和兴趣器官的确定

- PTV 的确定
  ○ 累及椎体、椎弓根和包括椎旁肿块在内的大体病变(图 13.3)。
  ○ 当疾病位于椎体后部时,包括横突、椎板和棘突。
  ○ 在脊髓与 PTV 之间应有 ≥3mm 的间隙。
  ○ 椎旁肿块应 ≤5cm。
- 关键结构
  ○ 脊髓:在 MRI 图像上勾画;根据 CT 层厚,CTV 的上、下界为 5~6mm。
  ○ 当这些结构位于射线路径中,正常的器官也应勾画出来。

治疗计划

- 光子能量:通常使用 6MV 光子,相对于更高能量光子,半影和出口剂量均减少。
- 剂量率:为了限制治疗时间,跳数(MU)应 ≥800MU/min。
- 射野设置:在 PTV 的中心,采用射线等中点的多个后向非对穿共面射线或后向弧形射野。非共面射线和 IMRT 可用于形状不规则的靶区。
- 处方点:处方一般为 80%~90% IDL。超过处方剂量 105% 的剂量不应在 PTV 外。
- 正常组织限制:10% 的脊髓(PTV 上下各 5~6mm)剂量应限制为 10Gy。<0.35mL 的脊髓应接受 10Gy 剂量。必须审核显示的等剂量重建,以

确保任何部位的剂量都未超过可接受的剂量,特别是脊髓。关于剂量限制指南,请参阅 RTOG 0631 协议。

剂量/分割

- 对于再次治疗,16Gy 的处方剂量至少包括 90% 的 PTV。
- 当治疗先前照射过的体积时,使用 14Gy。

脑转移 WBRT

引言

- WBRT 可作为单一的治疗方式,或与手术、SRS 和化疗联合使用。
- 也可使用稍大的射野(如"德国头盔"),特别是当有人担心软脑膜疾病传播或后颅窝病变时。

定位、固定和模拟扫描

- 体位:患者仰卧位,头部中立位。不透射线标记置于两侧的肉质眼角。
- 定位:通过观察鼻道、耳道等结构上激光束的位置,在制作固定面罩前纠正头部旋转。可采用透视或定位图像确定头部位置。
- 固定:制作热塑面罩。
- 获得侧位 X 线图像或 CT 图像。

靶区和兴趣器官的确定

- PTV 的确定
  - 射野的临床设置包括整个大脑;如果使用 CT 计划,检查轴位图像可帮助确保包括整个大脑和非靶区结构的剂量最小化。
  - 注意确保筛板和颞叶有足够的边缘。
  - 眼眶后半部分包括在"德国头盔"射野内,尽量包括所有脑膜表面(图 13.4b,d)。
  - 关键结构

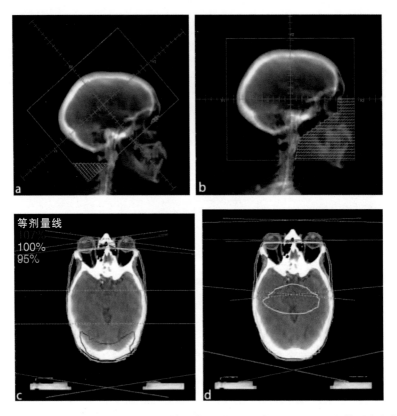

图 13.4　右侧标准 WBRT 野(a)和德国头盔野(b)。对于 WBRT(c)和德国头盔射野(d),等剂量分布显示 100%(黄色)、107%(红色)和 95%(蓝色)等剂量线。

- 正常组织,如晶状体、后口咽、后颈部软组织,可以通过初级准直器旋转挡块避免,或者是 5 HVL 合金挡块,或多叶准直器。

治疗计划

- 光子能量:通常使用 6MV 光子。
- 射野设置:对穿侧野,等中心置于正中平面;对于德国头盔方案,使用 5°机架旋转产生前向非发散野,避免照射晶状体(图 13.4b,d)。
- 射野

- ◦ 标准 WBRT 射野:旋转准直器,以阻挡前眼眶和颅底前组织;颅底前 1cm 边缘,通常足以确保覆盖颞叶(图 13.4a)。
- ◦ 德国头盔射野:机架向后旋转 5°,以最小的散射进入晶状体。准直器保持 90°,下界采用 C2/C3 间隙(图 13.4b)。
- ◦ 打开射野,以提供颅骨外至少 1cm 边缘(即"快闪")。
- ◦ 在 C1/C2 间隙处的遮挡,可用于全脑射野,以便后续进行射野衔接。
- 保留海马区(仅限于研究)
  - ◦ 可减少 WBRT 的神经认知不良反应(如学习、记忆、空间处理)。
  - ◦ 采用 IMRT 进行照射。对于勾画指南, 请参阅最近完成的 RTOG 0933 协议。

剂量/分割

- 没有分割方案优于基于随机研究的其他方案, 放射治疗处方通常反映患者的状况和临床实践。
- 在美国,30Gy/3Gy/fx 是常用的,也用于转移瘤切除术后。
- 通常,37.5Gy/2.5Gy/fx 用于将要进行或已经接受 SRS 的患者[1]。
- 20Gy/5Gy/fx:常用于状态不佳、颅外病变活跃的患者。
- 20Gy/2Gy/fx:在患者既往接受 25~37.5Gy 后,重复 WBRT 治疗。
- 美国放射学会制订了适宜性标准[2]。

脑转移 SRS

引言

- SRS 采用多束路径, 为颅内转移病灶提供快速剂量跌落的高剂量照射,最大尺寸通常为 40mm 或更小。
- SRS 需要非常精确的固定、成像和施照。
  - ◦ 照射系统:γ 刀(GK,Elekta,瑞典,斯德哥尔摩)放射外科系统;射波刀(Accuray,加利福尼亚州,桑尼维尔);改良型传统线性加速器(如,Novalis,加利福尼亚州,帕罗奥图)。

定位、固定和模拟扫描

- 固定:使用基于框架和"无框架"的技术。
  - 将一个坚硬的金属框架用4颗螺钉固定在颅骨上。框架提供固定;立体定向定位系统附加到框架上。
  - 注意靶点位置参照框架位置,以避免将框架直接置于靶点病灶上。
  - 无框架固定采用热塑面罩、红外基准标记和在辐射传输过程中的正交X线图像引导。
- 定位:高分辨率CT和MRI检查(1mm层厚),患者仰卧,框架锁定于成像床。
  - 使用附加到框架上的立体定向基准坐标系统,对图像集进行配准(图13.5a)。
  - 利用颅骨测量仪测量头部外轮廓,用于GK计划评估组织中的射线路径长度。当整个头颅没有成像,也没有可用的表面数据时,这一方法特别有效。

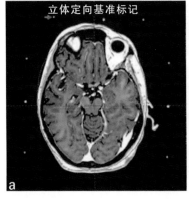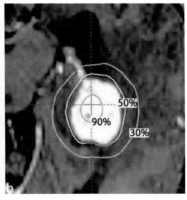

图13.5　用于图像配准的立体定向坐标系 (a);GK计划中典型的等剂量分布采用50% IDL包绕转移病灶(b)。

○ 其他治疗计划系统可使用模拟 CT 扫描勾画头颅轮廓。

▪ 固定:框架固定在治疗台上,固定患者的头部。

靶区和兴趣器官的确定

▪ PTV 的确定

○ 在与模拟 CT 图像互相配准的 MRI 图像上勾画转移病灶。

○ 靶区距离视交叉和视神经至少 5mm。

▪ 关键结构

○ 在与 CT 图像互相配准的 MRI 上勾画视交叉;冠状位视图有助于识别视交叉。

治疗计划

▪ GK 和射波刀系统使用由固定的圆形准直器产生的辐射剂量球面点(用 GK"发射",用射波刀对"淋巴结")。

○ 这些"发射"或"淋巴结"可邻接后续的计划,以产生不规则形状等剂量分布。

▪ GK γ 刀系统使用不同大小的多聚焦"扇区"准直器,以产生不规则形状的等剂量分布。

▪ 射波刀系统使用固定的圆形准直器,并通过安装在机器人手臂上的线性加速器,将"淋巴结"从多个机架位置传送过来。采用"步进拍摄"技术;也就是说,当机械臂运动时,照射不进行。

▪ 基于直线加速器的治疗,通常使用 6~8 个弧形光子野。改变固定的圆形准直器"限光筒"尺寸或 MLC 形状"动态弧形"、等中心的数量和位置、弧的数量、弧度、弧旋转的程度和每个弧的重量,可帮助确定靶区等剂量分布的形状。为了提高靶区剂量的适形性,可以采用 IMRT。

▪ 计划完成后,应检查所有图像上的 DVH 图和等剂量分布,以确保不可接受的高剂量区域不落在关键的正常结构上,如视交叉。

▪ 处方剂量,用 GK 系统使 50% IDL 包含靶病变(图 13.5b);80% IDL 用于基于直线加速器系统。这是"中位边缘剂量",也就是靶边缘的中位剂量。

- 适形性指数等于处方的等剂量体积除以靶体积,其值应在 1~2 之间。
- 均匀性指数等于最大剂量除以处方剂量,其值应小于 2。

剂量/分割

- 每 RTOG 90-05,病灶直径≤2cm 时,使用 24Gy/fx;直径为 2.1~3.0cm 时,使用 18Gy;直径为 3.1~4.0cm 时,使用 15Gy。

恶性梗死和出血

引言

- 内源性和外源性气道阻塞、上腔静脉压迫、食管压迫和出血可导致衰弱和危及生命的事件。
- EBRT 可以提供持久的症状缓解,并可与其他治疗相结合。
- 近距离放射治疗也可能提供持久的缓解,但不应与同步化疗相结合。

定位、固定和模拟扫描

- 定位:在大多数情况下,患者仰卧位模拟扫描,双臂举过头顶。
  - 在严重的气管和上腔静脉阻塞的情况下,患者躺在适当倾斜的板子上会更舒适,以抬高胸部。
  - 对于不能忍受仰卧位的患者,可以采用直立、坐姿。
- 定位:口服对比剂(如泛影葡胺)有助于鉴别食管阻塞,并可鉴别气管食管瘘。
  - 气管食管瘘不是 EBRT 的禁忌证;然而,在这种情况下,近距离治疗被认为是不安全的。
  - 内镜下放置直径为 6~10mm 的导管,用于近距离治疗。在放置导管时进行距离和有效长度的测量,并在模拟扫描时进行验证。在食管梗阻的情况下,手术夹可以置于内镜下,以勾画疾病的范围。

- 固定:通常不需要刚性固定。对于取坐位的患者,采用刚性靠背进行一致性设置。对于近距离治疗,导管被标记在门牙的水平,并粘贴在患者的面部,以防止其迁移。
- CT 模拟扫描优于透视模拟,以更好地显示疾病的程度。

靶区和兴趣器官的确定

- PTV 的确定
  - 应包括引起梗阻的 GTV,结合 CTV/PTV 并向外拓展 1.5~2cm。
- 关键结构
  - 当这些结构在射线路径上时,正常的器官也应被勾画出来。

治疗计划

- EBRT:对于大多数部位,采用 6MV AP/PA 野。
- 近距离治疗:首选 3D 计划(图 13.6)。
  - 近距离放射治疗的有效长度由内镜和模拟 CT 图像上所见疾病的长度决定。
  - 源驻留时间优化可用于扩大有效长度远端部分的覆盖范围。
  - 有效长度应≤10cm。

剂量/分割

- 对于食管近距离放射治疗,在距源中心位置 1cm 半径的范围内,处

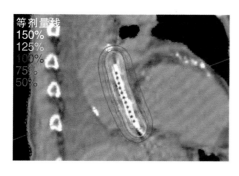

图 13.6　食管癌出血患者目前正在接受近距离治疗。处方剂量分布归一化为 0.5cm 的深度。近距离治疗源驻留位置用红点表示。

方剂量为间隔 1 周给予 10~14Gy/2fx HDR 治疗。此外,LDR 也可用于在 0.4~1Gy/h[3]下给予 20~25Gy/fx。

- 对于支气管内近距离治疗,可以使用 15Gy HDR 处方,其分割和深度与食管近距离治疗相似。
- 对于出血、支气管和上腔静脉阻塞的 EBRT 剂量:包括低分割方案,如 17Gy/8.5Gy/fx,间隔 1 周或 20~30Gy/3~4Gy/fx。
- 食管梗阻的 EBRT 剂量为 30Gy/3Gy/fx;更多的延长放射疗程和(或)联合化疗的选择依据患者的病情和临床判断。

皮肤和软组织转移

引言

- 治疗软组织转移的技术包括光子或电子野,可能涉及 SBRT。
- 在表面软组织(如胸壁复发)再次照射情况下,热疗可作为辅助治疗。
- 放射性 ^{90}Y 微球可考虑用于治疗肝转移。

定位、固定和模拟扫描

- 头颈部皮肤及淋巴结转移:患者仰卧,头伸直,肩下垂;制作热塑面罩,并对患者从病变顶点到隆突或更低(如纵隔疾病)进行成像。可以在面罩下加用组织等效材料;因此,面罩将有助于在治疗期间保持组织等效材料在位。
- 肺尖肿瘤综合征:患者仰卧位,头部转向外侧,手臂高于头部或置于身体两侧;从乳突尖到胸廓下成像(以确保整个肺组织成像)。
- 肺、纵隔转移:患者仰卧,双臂置于头部以上或置于身体两侧;从颈中部到胸部下成像(以确保整个肺组织成像)。对于单个转移的肺部疾病,可以考虑 SBRT。
- 肝转移:患者仰卧位,双臂置于头部上方,从胸部入口到髂嵴成像;可考虑采用 4D CT 来降低 PTV 的边缘,特别是在靶区附近先前接受过放射治疗的患者。对于单个转移疾病,可以考虑 SBRT。

- 盆腔恶性肿瘤:患者仰卧位,双臂交叉于胸前;从 L1 椎体水平到小转子成像。
- 皮肤转移:使用组织等效材料,通常为 1cm 层厚,可定制切割,以包含由不透射线标记的体积,并外扩 2~3cm 的边界。模拟成像可以在治疗部位使用组织等效材料;或者,也可以使用治疗计划软件设计组织等效材料,然后定制切割。
- 一般首选 CT 模拟扫描。

靶区和兴趣器官的确定

- PTV 的确定
  - 在 CT 模拟图像上识别的引起阻塞和可触及病灶的 GTV 应被包括在内,结合 CTV/PTV 外扩 1.5~2cm。
  - 皮肤、头部和颈部:在模拟扫描时,根据患者病史、体格检查和影像学确定临床受累的部位。局部淋巴管可能包括在治疗野,具体取决于组织学和其他因素,如身体状况和既往的照射野。
- 关键结构
  - PTV 周围的正常结构(如腮腺、脊髓、食管、正常肺组织、肾脏和肝脏)应在治疗计划中加以勾画和考虑。

治疗计划

- 通常,采用 6~10MV 的光子或电子能量进行三维计划,采用 80%~100% IDL 包绕 PTV。
- 电子模板可在没有模拟成像的情况下设计,对于确定明确、可触及的浅表病变,最近这些病变依据体积分期检查(如 CT)定性。靶区可以用墨水在患者的皮肤上做标记,覆盖一层透明薄膜,并追踪该部位。基于追踪区域确定电子线限光筒安装位置,并基于靶的尺寸选择适当的电子能量。

剂量/分次数

- 在大多数情况下，对于皮肤或软组织转移的患者，可以使用 20~30Gy/3~4Gy/fx。
- 备选方案
  - 黑色素瘤和肾细胞癌：每周 2 次，5Gy/fx，总剂量为 30Gy。
  - 肝转移（全肝或部分肝）：10Gy/2fx，间隔 6~24 小时[4]。
  - 肾上腺转移瘤：30Gy/2.5~3Gy/fx。
  - 白血病引起的脾大：5~10Gy/1Gy/fx，每周 3 次。
  - 盆腔恶性肿瘤：10Gy/fx，4 周后可重复。
  - 皮肤转移：8Gy/fx。

（曾鑫 王骏 姚志峰 陈夏玲 刘小艳 杨一宁 译）

参考文献

1. Andrews DW, Scott CB, Sperduto PW, et al. Whole brain radiation therapy with or without stereotactic radiosurgery boost for patients with one to three brain metastases: phase III results of the RTOG 9508 randomized trial. *Lancet*. 2004;363:1665–1672.

2. Videtic GM, Gaspar LE, Aref AM, et al. American College of Radiology appropriateness criteria on multiple brain metastases. *Int J Radiat Oncol Biol Phys*. 2009;75:961–965.

3. Gaspar LE, Nag S, Herskovic A, et al. American Brachytherapy Society (ABS) consensus guidelines for brachytherapy of esophageal cancer. Clinical Research Committee, American Brachytherapy Society, Philadelphia, PA. *Int J Radiat Oncol Biol Phys*. 1997;38:127–132.

4. Bydder S, Spry NA, Christie DR, et al. A prospective trial of short-fractionation radiotherapy for the palliation of liver metastases. *Australas Radiol*. 2003;47:284–288.

索 引

B

百分深度剂量　1

摆位误差　4

鼻腔/前庭癌　65

鼻咽癌　61

C

垂体腺瘤　38

D

大涎腺癌　62

等剂量线　1

动静脉畸形　39

E

儿童肿瘤　219

F

放射免疫治疗　192

非霍奇金淋巴瘤　191

非小细胞肺癌　95

腹膜后肉瘤　213

G

肛门癌　123

睾丸癌　153

宫颈癌　169

姑息性放射治疗　240

H

喉癌　57

霍奇金淋巴瘤　189

J

脊髓肿瘤　42

加量野　78

加速放射治疗　84

甲状腺癌　68

间皮瘤　103

浆细胞瘤　197

K

口腔癌　63

口咽癌　56

L

鳞状细胞癌　52

N

脑膜瘤　35

内边界　4

尿道癌　159

Q

前列腺癌　135

前庭神经鞘瘤　39

全身照射　202

P

膀胱癌　150

R

乳腺癌　73

S

上颌窦癌　64

神经胶质瘤　30–35

食管癌　101

四肢肉瘤　208

髓外细胞瘤　203

W

外阴癌　173

胃癌　116

X

下咽癌　60

小细胞肺癌　99

胸腺癌　100

蕈样肉芽肿　195

Y

胰腺癌　112

异位骨化　217

阴道癌　175

阴茎癌　157

原发灶不明癌　63

Z

直肠癌　120

子宫内膜癌　166

其他

Bragg 峰　12

CBCT　138

CTV　2

EBRT　158

GTV　2

IGRT　24

IMRT　82

PTV　2

SBRT　137